AF458916

TRAITÉ COMPLET
DE L'ART
DES
ACCOUCHEMENTS

PAR MM.

LE B^{ON} P.-A. DUBOIS
Doyen de la Faculté de Médecine de Paris,
Professeur de Clinique d'accouchements
à la même Faculté,
Membre de l'Académie impériale de Médecine,
Commandeur de l'Ordre impérial de la
Légion d'honneur, etc., etc.

C^{H.} PAJOT
Docteur en Médecine,
Professeur agrégé à la Faculté de
Médecine de Paris
(Section d'accouchements,
Maladie des femmes et des
nouveaux-nés.)

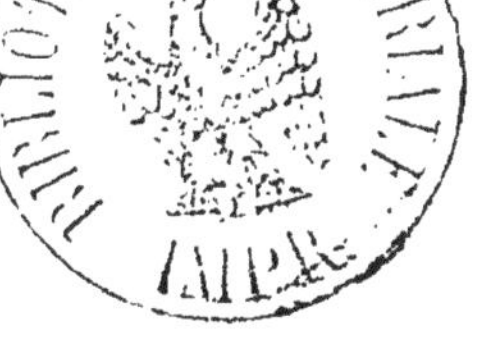

TOME PREMIER

2me Livraison

PARIS
CHEZ BÉCHET JEUNE, LIBRAIRE-ÉDITEUR
RUE MONSIEUR-LE-PRINCE, 22

Juillet 1860

DEUXIÈME PARTIE

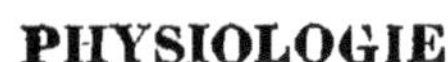

PHYSIOLOGIE

NUBILITÉ. — PUBERTÉ.

FONCTIONS DES ORGANES DE LA GÉNÉRATION CONSIDÉRÉES CHEZ LA FEMME.

L'ÉTUDE DE CES FONCTIONS COMPREND L'OVULATION ET LA MENSTRUATION, LA COPULATION, LA FÉCONDATION, LA CONCEPTION, LA GESTATION OU GROSSESSE, L'ACCOUCHEMENT, LA LACTATION ET L'ALLAITEMENT.

CHAPITRE PREMIER.

DE LA NUBILITÉ.

Les organes génitaux précédemment décrits ne sont aptes à remplir leurs fonctions que pendant une certaine période de la vie. Cette période est généralement comprise entre la puberté et la cessation des fonctions ovariennes ; elle s'étend de l'âge de quatorze ou quinze ans jusqu'à celui de quarante-cinq ou cinquante. Sa durée commune est en conséquence de trente années à peu près.

Quand cette aptitude s'est développée et lorsque les fonctions génitales peuvent s'exercer chez la femme, sans préjudice probable pour elle-même ou pour sa progéniture, elle est considérée comme *nubile*.

Ainsi comprise, la nubilité n'implique pas seulement la

faculté abstraite de procréer, mais la possibilité d'une procréation inoffensive pour la mère et pour l'enfant.

La nubilité résulte de l'accomplissement nécessaire de deux ordres de modifications : les unes sont locales et se produisent dans les organe de la génération, les autres sont générales et appartiennent à l'ensemble de l'économie.

La manifestation des premières, lesquelles sont aussi les plus importantes, a pour conséquence la puberté, qu'il faut se garder de confondre, ainsi que l'ont fait plusieurs auteurs, avec la nubilité dont elle est seulement une des conditions essentielles (1).

ARTICLE PREMIER.

PUBERTÉ.

Une fille est considérée comme pubère lorsque ses organes génitaux ont subi, au moins en partie, les phases successives de leur évolution, et lorsque certains phénomènes, qui seront décrits plus loin, on déjà révélé l'aptitude de ces organes

(1) Je crois donner ainsi leur véritable sens à deux expressions trop souvent employées comme si elles avaient la même signification (1). Le mot nubilité implique l'idée d'une aptitude, la puberté implique celle d'une condition particulière qui favorise ou qui rend possible l'exercice de cette aptitude. Une fille pour être nubile doit d'abord être pubère. Mais de ce qu'elle est pubère, il ne s'en suit pas qu'elle soit nubile, parce que la puberté n'est pas la seule con-

(1) Nubilité. Ce mot est synonyme de puberté chez le sexe féminin. Nysten, *Dictionnaire de médecine*, ets., 9e édition, 1845.

Comme chez les garçons, la nubilité ou la puberté s'annonce chez les filles par de nombreux changements. Velpeau, *Traité d'accouchement*, 2e édit., p. 115.

à remplir leurs fonctions. L'étude de ces changements et des phénomènes qui en annoncent la manifestation est indispensable à l'intelligence des caractères de la puberté. Cette étude aura donc pour objets : 1° les modifications imprimées aux organes génitaux et au bassin dans lequel la plupart de ces organes sont renfermés ; 2° les phénomènes de la menstruation.

MODIFICATIONS DES ORGANES GÉNITAUX.

Les ovaires allongés, minces et aplatis pendant la première et la deuxième enfance, s'accroissent dans tous les sens de la douzième à la quinzième année. Ce changement dans l'aspect extérieur de ces organes est surtout remarquable en ce qu'ils prennent une forme plus globuleuse, et que la disproportion notable qui existait entre leur longueur

Fig. 82 (1 et 2).

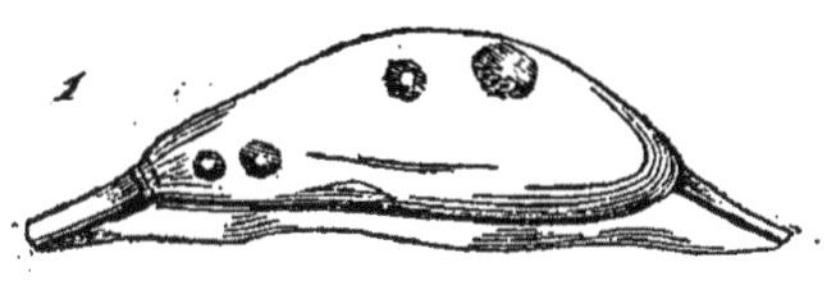

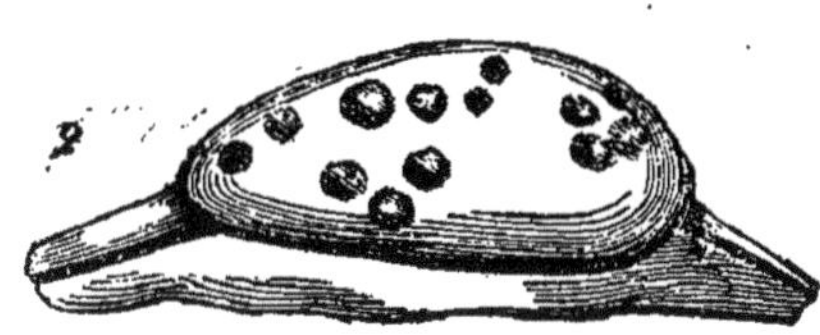

dition nécessaire à la nubilité. Les anciens ne faisaient à cet égard aucune confusion. La *puberté*, de *pubes* poil, indiquait l'âge où certaines parties commençaient à se couvrir de poils. La *nubilité*, de *nubes* nuage, voile, et de son dérivé *nubilis*, indiquait l'âge où la jeune fille était en état de porter le voile nuptial, c'est-à-dire d'être mariée.

(1) Pl. 82. N° 1. Ovaire d'une fille de onze ans impubère.

(2) N° 2. Ovaire d'une fille de quinze ans morte d'une pneumonie avant d'être réglée, mais après avoir éprouvé déjà les malaises précurseurs d'une menstruation qui paraissait prochaine. Cet ovaire,

et l'exiguité des autres dimensions disparaît en grande partie. Ils ont alors à peu près 27 millimètres dans le sens de leur diamètre longitudinal, et 12 à 13 dans le sens vertical et antéro-postérieur. Ainsi leurs dimensions et leur forme se rapprochent de celles que j'ai décrites et figurées comme propres à l'âge adulte.

M. Négrier (1) ajoute que leur surface devient onduleuse et comme mamelonnée, et que certains points de leurs enveloppes sont amincis et comme transparents ; disposition que j'ai signalée sur l'ovaire parvenu à son entier développement. Le parenchyme ovarique devient plus vasculaire, les corpuscules d'abord granuleux, puis vésiculaires (vésicules ou follicules de Graaf), qui étaient disséminés dans toute l'étendue du tissu propre de l'organe et placés pour la plupart dans ses parties profondes, se multiplient, s'accroissent et se déplacent en grande partie. Ils se rapprochent, en effet, de la périphérie, et en particulier du bord libre, le long duquel ils commencent à former une rangée qui en suit à peu près la direction ; leurs parois minces, transparentes, tapissées par un réseau vasculaire d'une délicatesse extrême, renferment un liquide séro-albumineux devenu plus abondant ; ces corps vésiculaires présentent en conséquence, d'une manière incomplète sans doute, mais déjà remarquable chez la fille adolescente, les conditions de nombre, de siége, de volume et de structure qui caractérisent les vésicules de Graaf chez la femme adulte.

Au moment où les ovaires commencent à éprouver les

moins allongé que le précédent, offre déja une partie des caractères extérieurs de l'ovaire d'une femme adulte.

(1) *Recherches anatomiques et physiologiques sur les ovaires.* Paris, 1840.

changements qui précèdent, les autres organes de la génération conservent encore les caractères de l'enfance, et ce n'est en général qu'à une époque où les modifications ovariennes sont déjà notables que l'incitation naturelle, sous l'influence de laquelle elles se sont accomplies, s'étend par une sorte d'irradiation des ovaires aux organes génitaux voisins.

Les trompes, très-flexueuses dans la première et la seconde enfance, et alors semblables sous ce rapport aux analogues de ces organes dans les animaux inférieurs, perdent en grande partie cette disposition ; elles deviennent moins flexueuses, et les franges du pavillon, peu étendues relativement à la longueur des conduits, s'allongent manifestement.

L'utérus augmente de volume dans l'ensemble de ses parties, mais toutes ne s'accroissent pas également, et il s'opère dans l'étendue proportionnelle de ses deux régions principales un changement remarquable. Jusqu'à la puberté le corps de cet organe offre des dimensions longitudinales relativement très-inférieures à celles du col ; cette disproportion, déjà moindre alors qu'elle ne l'avait été dans la première enfance, disparaît à l'approche de la puberté. Le corps prend un accroissement rapide dans tous les sens, il s'élargit, ses faces deviennent bombées, son bord supérieur s'arrondit légèrement, et ces modifications donnent à la portion supérieure de l'organe tout à la fois le volume et la forme qui lui sont propres chez la femme adulte.

La surface interne de la cavité du corps, primitivement rugueuse, s'aplanit ; cette circonstance et son accroissement transversal tracent entre elle et la cavité du col une ligne de démarcation plus tranchée.

Le col, dont les dimensions transversales sont d'abord égales dans toute sa hauteur, s'élargit au niveau de sa partie moyenne, d'où résulte le rétrécissement extérieur et intérieur par lequel est établie la limite précise qui le sépare du corps de l'organe. Enfin les lèvres de l'orifice externe se détachent des parois du vagin avec lesquelles elles étaient presque confondues, et de ce phénomène résulte la portion vaginale du col ou museau de tanche.

Le vagin devient plus mou et plus large; il n'est pas exact de dire, avec M. Burdach, que ses plis se multiplient, car ils ne peuvent pas être plus nombreux qu'ils ne le sont dans l'enfance.

Plus tardifs dans leur évolution, les organes génitaux externes subissent à leur tour, mais très-incomplétement encore, les changements auxquels ils doivent les conditions qui les caractérisent dans l'état adulte.

Les grandes lèvres qui constituent deux bords planes de l'ouverture vulvaire et qui sont de niveau avec les téguments voisins, commencent seulement à devenir un peu plus volumineuses et à former la saillie naturelle et arrondie qui leur est propre; elles se couvrent d'un petit nombre de poils.

Le mont de Vénus se dessine davantage, il est plus saillant et plus bombé, et des poils nombreux s'y développent.

Les seins deviennent plus volumineux, par l'accroissement naturel des glandes mammaires, et surtout par l'augmentation du tissu adipeux dont ces dernières sont enveloppées. L'aréole prend une teinte un peu plus rosée et qui la distingue de la peau environnante; le mamelon acquiert également un peu plus de volume et de saillie.

Le bassin, jusqu'alors plus étendu dans le sens antéro-postérieur, le devient davantage dans le sens transversal, et ce changement donne à la partie inférieure du tronc de la femme la largeur prédominante qui la caractérise.

Fig. 83 (1 et 2).

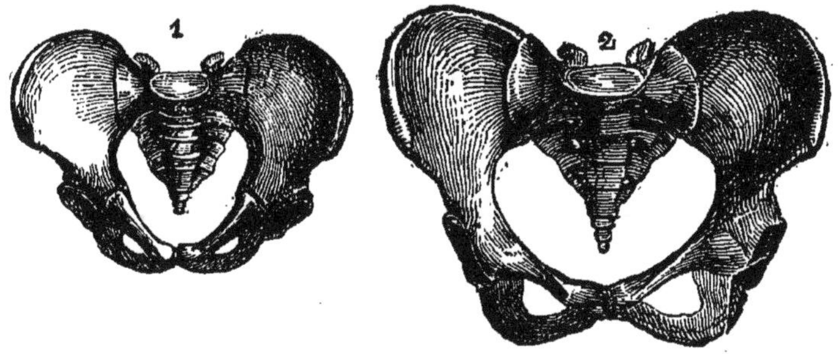

Les autres parties du corps et surtout les membres prennent des formes plus arrondies et plus douces, ainsi que l'harmonie et le gracieux des proportions qui les distingueront désormais.

Telles sont les modifications importantes et propres à chacun des organes de la génération à l'approche de la puberté, mais il est un fait commun à tous, c'est le développement très-grand et très-rapide de leur appareil vasculaire et l'augmentation consécutive de leur vitalité.

DE LA MENSTRUATION.

Quand les modifications préparatoires qui viennent d'être exposées se sont accomplies, on voit apparaître, pour la première fois, une série de phénomènes qui se reproduisent

(1) Pl. 83. N° 1. Bassin d'une fille de douze ans. Le diamètre antéro-postérieur du détroit abdominal a une étendue évidemment supérieure à celle du diamètre transversal.

(2) N° 2. Bassin d'une fille de vingt ans. Les dimensions du diamètre transversal de ce bassin l'emportent manifestement sur celles du diamètre antéro-postérieur.

ensuite périodiquement et qui constituent la menstruation.

Les actes particuliers de la réunion desquels la menstruation résulte sont nombreux et divers, et ils doivent être étudiés dans l'ordre naturel de leur succession. Les uns ont lieu dans le parenchyme des ovaires et les autres dans l'utérus et ses annexes.

Les premiers peuvent se résumer dans les circonstances suivantes :

1° L'expansion d'une des vésicules de Graaf, expansion caractérisée par des phénomènes qui seront indiqués plus loin ; 2° ordinairement la rupture spontanée de la vésicule parvenue à maturité et l'émission de l'ovule et du liquide dont il est entouré ; 3° la rétraction des parois vésiculaires et la formation d'un corps jaune.

Les seconds comprennent : 1° la turgescence et le boursoufflement de la membrane muqueuse de l'utérus ; 2° l'excrétion d'un liquide sanguinolent par les voies génitales.

PHÉNOMÈNES VÉSICULAIRES.

Sous l'influence de la même incitation naturelle qui a imprimé aux ovaires les modifications que j'ai précédemment exposées, les ovaires, les trompes, puis consécutivement l'utérus, surtout vers sa région supérieure, et les autres annexes de cet organe, deviennent le siége d'une fluxion sanguine très-prononcée. En même temps le liquide séro-albumineux de l'une des vésicules les plus rapprochées de la surface extérieure de l'ovaire augmente de quantité et en distend graduellement les parois ; celles-ci s'amincissent et deviennent transparentes ; elles s'élèvent au-dessus de la surface de l'organe de manière à constituer une saillie mamelonnée très-manifeste. Les vaisseaux qui parcourent ces

Fig. 84 (1).

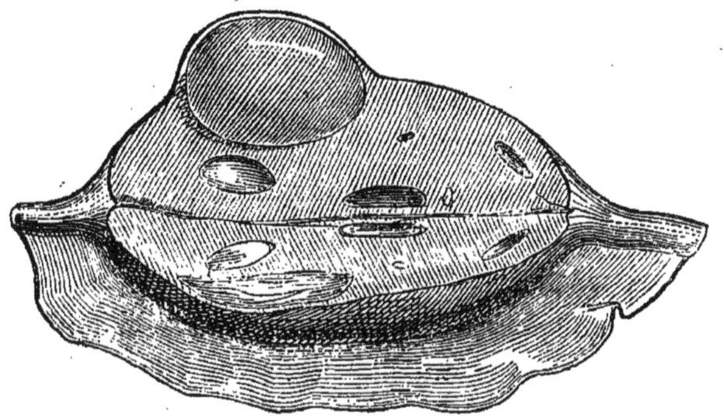

parois perdent de leur volume, soit par la compression que le liquide exerce, soit par une cause plus vitale qui y ralentit la circulation, ils s'oblitèrent et s'atrophient dans le point le plus élevé de la vésicule. Ces phénomènes caractérisent un état de maturité qui semble ne plus attendre, pour que la rupture de la vésicule ait lieu, qu'un surcroît d'incitation, ou un effort, soit du liquide accumulé, soit des parois vésiculaires, soit enfin des franges du pavillon de la trompe, ainsi que je l'expliquerai plus tard. Quand l'action d'une de ces causes intervient en effet, la vésicule se rompt dans l'endroit où ses parois sont le plus affaiblies, et c'est ordinairement au sommet de la saillie qu'elles forment; l'émission du liquide séro-albumineux, de l'ovule et d'une partie du disque granuleux dans lequel il est enchassé, est la conséquence immédiate de cette rupture et de la rétraction lente et graduelle des tuniques vésiculaires.

(1) Pl. 84. Ovaire d'une femme de vingt-deux ans, qui avait péri de mort violente au début d'une période menstruelle. Cet ovaire, fendu dans le sens de sa longueur, présente une vésicule de Graaf, située le long du bord libre de l'organe, et à peu près parvenue au terme de son évolution.

Le liquide, l'ovule et les débris du disque proligère qui l'accompagnent, sont saisis par le pavillon de la trompe. La vésicule vide, et dont les parois sont rétractées, devient presqu'aussitôt le siége d'un travail particulier dont la conséquence est la production d'un corps jaune ; si au contraire la vésicule ne se rompt pas, ce qui est plus commun qu'on ne le pense, elle décroît graduellement et rentre dans ses conditions premières.

Pendant une époque menstruelle, un seul follicule présente en général les modifications qui viennent d'être décrites ; il arrive quelquefois cependant qu'elles se manifestent simultanément sur plusieurs d'entr'eux.

Au moment même où les ovaires deviennent le siége de la turgescence sanguine que j'y ai signalée et des modifications naturelles qui se manifestent dans une des vésicules de Graaf et revèlent la maturité d'un ovule, d'autres phénomènes s'accomplissent simultanément dans l'utérus.

PHÉNOMÈNES UTÉRINS.

Les parois utérines reçoivent une plus grande quantité de sang, elles deviennent plus épaisses, plus souples et plus colorées ; mais parmi les éléments divers qui constituent l'utérus, la membrane muqueuse, dont j'ai décrit les caractères si longtemps méconnus, est celui qui subit les changements les plus remarquables et les plus prochainement nécessaires. L'appareil vasculaire de cette membrane se développe et s'injecte, il forme sous l'épithélium qui la tapisse un réseau à mailles multipliées et délicates, dont la replétion donne à la surface interne, et particulièrement au fond de la cavité utérine, une teinte rouge violacée, depuis longtemps signalée par Mauriceau et figurée par Mme Boivin.

Les glandules qui entrent pour une si grande part dans sa

composition, s'accroissent en longueur et en volume, et leurs innombrables orifices, plus apparents alors que dans les circonstances ordinaires, s'ouvrent à la surface interne de la cavité, et lui donnent, selon l'expression très-juste de M. Coste, l'apparence d'un crible. Sous l'influence de ce travail hypertrophique, la membrane muqueuse se gonfle, devient proéminente et forme des saillies mamelonnées que séparent des scissures plus ou moins profondes, analogues à celles qui sont interposées entre les circonvolutions cérébrales. Ces saillies intérieures de la membrane muqueuse remplissent à peu près la cavité utérine dont le vide disparaît ainsi en très-grande partie.

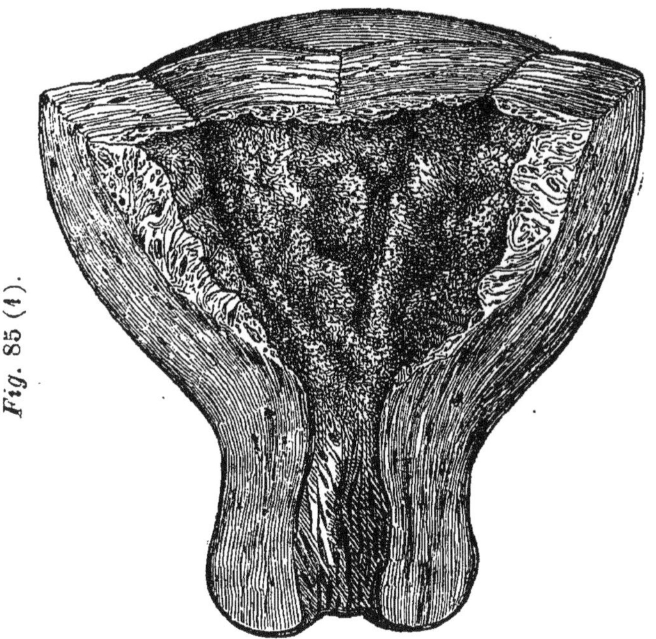

Fig. 85 (1).

(1) Pl. 85. Utérus d'une fille morte pendant le cours d'une éruption menstruelle. La surface interne de l'organe est rendue appa-

De ces modifications profondes résulte bientôt un phénomène important : les glandules nombreuses dont le volume s'est si manifestement accru, sécrètent un liquide séro-muqueux dont la quantité est plus grande et l'odeur plus pénétrante que dans l'état ordinaire. L'apparition extérieure de ce liquide est le prélude d'une autre excrétion ; en effet, les vaisseaux capillaires, injectés et répandus à profusion sur toute la face interne de la membrane muqueuse, laissent transsuder du sang qui rompt et traverse l'épithélium sous lequel ils sont placés. Ce liquide s'y présente d'abord en gouttelettes innombrables, puis, s'épanchant bientôt dans la cavité utérine, il en franchit l'orifice externe, parcourt les voies génitales et paraît au dehors ; c'est cette excrétion sanguine que l'on connaît sous le nom de règles ou menstrues.

CORPS JAUNE.

Quand la rupture d'une vésicule de Graaf a eu lieu, les parois de cette vésicule se rétractent et comblent partiellement le vide qui s'y est produit par l'émission de l'ovule et du liquide séro-albumineux dans lequel il était placé. Cette rétraction est exclusivement due à la tunique externe, car elle possède seule la propriété contractile. Quant à la tunique interne, elle se fronce et la convexité des plis nombreux qui en résultent est tournée vers le centre de la vésicule ; entre ces plis s'interpose une lymphe plastique. La réunion de ces deux éléments convertit la vésicule en un noyau solide, d'une teinte jaune très-prononcée et au centre duquel persiste une petite partie de la cavité primitive. Ce corps a reçu le nom de

rente par une section convenable de la paroi antérieure, et elle offre de la manière la plus évidente les saillies mamelonnées de la membrane muqueuse.

corps jaune, *corpus luteum*. Dans la plupart des cas, le corps jaune est un organe tout-à-fait transitoire; les éléments qui le constituent ont, en effet, presque entièrement disparu lorsque les phénomènes d'une nouvelle période menstruelle se manifestent. Cependant, il n'en est pas de même quand à la rupture vésiculaire succède une fécondation et une grossesse; le corps jaune subit alors des modifications remarquables et dont l'étude appartient à celle de la gestation.

La menstruation résulte donc de la manifestation simultanée ou successive des phénomènes qui viennent d'être exposés; l'ordre dans lequel ils se produisent ne ressort pas assez de celui que j'ai suivi en les décrivant pour que je me dispense de l'indiquer avec plus d'exactitude.

L'expansion d'un follicule de Graaf est, sans contredit, le premier de ces actes et celui qui semble donner le signal des autres; lorsque cette expansion est accomplie, les modifications importantes de la membrane muqueuse utérine apparaissent. L'écoulement d'abord muqueux, puis sanguinolent, leur succède; si la vésicule développée se rompt spontanément sous la seule influence d'une incitation exagérée, cette rupture et l'émission de l'ovule n'ont lieu que dans les premiers jours qui suivent la cessation du flux menstruel. Mais cette rupture et l'émission consécutive de l'ovule peuvent précéder ou suivre immédiatement la suppression de l'écoulement sanguin, et il en est ainsi quand la rupture a été provoquée par une excitation sexuelle, soit au début, soit pendant la durée de cet écoulement, soit aussitôt qu'il a cessé. La formation du corps jaune enfin, termine la série de ces phénomènes.

Quand les actes organiques qui viennent d'être exposés se

sont produits une première fois, ils se montrent ensuite périodiquement tous les vingt-huit ou trente jours, et, à cause de ces retours mensuels, ils ont été désignés sous le nom de *règles*, *mois* ou *menstrues*.

L'apparition périodique des règles est donc le témoignage extérieur de la maturité d'une ou de plusieurs vésicules de Graaf. Elle est souvent, mais non toujours, le phénomène précurseur de leur rupture spontanée, et elle révèle, dans tous les cas, un acte organique intime qui les prépare à se rompre sous l'influence d'une excitation sexuelle. A ce titre chaque apparition des règles chez la femme peut être considérée comme un phénomène analogue au rut des animaux. Cependant il y a loin de cette appréciation à l'opinion assez généralement acceptée aujourd'hui, que les retours réguliers des menstrues ont pour concomitance *constante* chez la femme, non-seulement la maturité, mais encore la rupture d'une vésicule et l'émission d'un œuf, qu'en un mot la femme serait assujettie à une *ponte périodique*.

Parmi les phénomènes qui ont été précédemment exposés, les uns doivent être regardés comme essentiels parce qu'ils concourent surtout au but naturel de leur accomplissement, c'est-à-dire à la génération; les autres, quoique importants encore, peuvent être considérés comme auxiliaires. Les modifications ovariennes sont dans le premier cas, les modifications utérines, et en particulier le flux menstruel, sont dans le second. Quoique cet écoulement sanguin n'occupe dans la série des actes organiques déjà décrits qu'un rang secondaire, néanmoins il a trop d'importance par sa signification même et par l'influence que ses manifestations paraissent exercer sur l'économie, pour qu'une description particulière n'en soit pas indispensable.

DES RÈGLES.

Le flux sanguin périodique, connu sous les noms divers de *règles*, *menstrues*, *mois*, *ordinaires*, a lieu chez les femmes à quelque race humaine qu'elles appartiennent. Il est, ainsi que je l'ai dit, le signe de la puberté et ordinairement un indice de l'aptitude à la fécondation. Dans tous les temps et dans tous les lieux ce phénomène à été observé ; le plus ancien monument écrit (1) et les relations authentiques des voyageurs attestent la vérité de cette assertion. Quelques auteurs ont cependant prétendu que les femmes qui habitent vers le pôle arctique et les filles indigènes du Brésil n'étaient point soumises à cette loi physiologique. Des témoignages contraires ont démenti ces opinions, sans établir toutefois que les retours des menstrues sont aussi réguliers et aussi fréquents dans les régions septentrionales les plus rapprochées du pôle et les moins civilisées, qu'ils le sont dans les climats tempérés et dans notre état de civilisation (2).

La menstruation est une nécessité physiologique imposée à l'espèce humaine, mais il ne serait pas exact de dire avec M. Burdach qu'elle lui appartient d'une manière exclusive. En effet, quelques espèces animales et surtout celles qui sont les plus rapprochées de l'homme paraissent y être également soumises. C'est ainsi qu'on a pu constater chez certaines femelles de singes une évacuation périodique mu-

(1) Et Rachel dit à son père : Que monseigneur ne se fâche point si je ne puis me lever devant lui, car je souffre, ce qui est ordinaire aux femmes. GÉNÈSE, chap. 31.

(2). De Samojadis nuper est confirmatum utique eas legi communi subjici, etsi earum menstruas purgationes rariores esse non repugno. Haller, *Élém. Phys*. T. 7. LIB. XXVIII, sect. III.

queuse et sanguinolente se montrant assez régulièrement tous les mois et coïncidant avec un gonflement plus ou moins manifeste de la vulve et des parties voisines (1).

Bien que la menstruation joue un rôle important dans les fonction génitales, et qu'elle soit entièrement liée à la constitution des organes génitaux, son phénomène apparent, c'est-à-dire le flux menstruel, n'a pas toujours lieu. Il y a en effet des exemples nombreux de femmes qui n'ont jamais été menstruées. Il est certain que la plupart de ces cas étaient la conséquence d'une altération plus ou moins étendue ou d'une imperfection de l'appareil génital : mais l'observation a prouvé que, dans plusieurs autres, l'amenorrhée ne se liait à aucune cause de ce genre. Le plus souvent les femmes non réglées on été stériles, mais plusieurs sont devenues mères. Chez la plupart de ces dernières, l'absence des règles a été permanente, elle avait précédé et elle a suivi la féeondité (2). Chez quelques autres, leur apparition à lieu pour la première fois à la suite de plusieurs grossesses (3), et chez

(1) Breschet. *Recherches sur la gestation des quadrumanes*, p. 2 et suivantes, insérées dans les Mémoires de l'Académie des Sciences, t. 19. Les faits relatifs à la menstruation des quadrumanes sont indiqués dans uné note très intéressante de M. Isidore Geoffroy-Saint-Hilaire; d'autres faits sont d'ailleurs exposés dans l'histoire générale et particulière du développement des corps organisés, de M. Coste, in-4°, page 223.

Blumenbach. *Dé Gen. hum. variet. nat.*, page 51, note.

(2) Franck. *De morbis hom. curand. art. amenorrhéea.*

Capuron. *Médecine légale relative aux accouchements*, p. 96.

Plusieurs faits, empruntés à Brassavole, à Laurent Joubert, à Trencavel, à Marcellus Donatus et à Stalpart Vander Wiel, sont cités dans cet ouvrage.

(3) S. Everard Home. *Philos. transact.* Vol. 107. p. 258.

Magaz. de Rust. T. 15. *Journal complément.* T. 18, p 252.

d'autres enfin, leur disparition définitive et prématurée a succédé à plusieurs accouchements (1).

Deventer, Dewees et Baudelocque ont cité des cas fort extraordinaires de femmes qui n'auraient été réglées que pendant leurs grossesses. Les faits cités par Deventer et Baudelocque ne leur ont été connus que par le récit des femmes elles-mêmes. Cette autorité n'est certainement pas suffisante. S'il est vrai que ces femmes n'étaient pas réglées avant d'être enceintes, et que des écoulements sanguins ont eu lieu pendant leur grossesse, il est très-probable que ces écoulements n'étaient que des apparitions sanguines accidentelles et irrégulières qui nous sont signalées si souvent, et toujours à tort, comme des règles persistant pendant la grossesse.

PHÉNOMÈNES PRÉCURSEURS DES RÈGLES.

Dans notre pays tempéré, les règles paraissent en général entre la treizième et la seizième année, et le plus

(1) *La génération*, trad. de la *Physiologie* de Haller, T. 1er, 272. Piet, l'auteur de cette traduction, rapporte un cas de suppression définitive des règles chez une femme de 23 ans, après un accouchement. Ce fait, cité par Désormeaux (*Dict. de Méd.* art. *Menstruation*), ne me paraît pas avoir le sens qu'il lui a donné ; c'est un cas fort probable de suppression de règles, symptomatique d'une affection grave devenue mortelle un peu plus tard. Mais si ce cas ne prouve pas la possibilité d'une suppression de règles définitive et prématurée, succédant à une couche, j'en puis citer un exemple très-réel, c'est celui d'une jeune femme chez laquelle cette suppression s'est produite après un second accouchement ; dix ans se sont écoulés depuis cette suppression, ce qui n'a pas empêché la naissance d'un troisième enfant. Le seul fait remarquable

souvent à quatorze ou quinze ans (1). Cette première apparition est ordinairement précédée de quelques phénomènes qui en peuvent être considérés comme les prodrômes : ce sont surtout un gonflement et un endolorissement des mamelles, une sensation de plénitude et de pesanteur dans la région hypogastrique, un météorisme intestinal modéré, des douleurs lombaires, un écoulement vaginal séro-muqueux, enfin un prurit des parties sexuelles. Chez la plupart des jeunes filles ces phénomènes ont assez peu d'intensité pour passer presque inaperçus, et alors les premiers indices visibles de la menstruation survenant inopinément, peuvent être, et sont en effet quelquefois, une cause de surprise et de crainte. Mais dans un grand nombre de cas, les choses ne se passent pas ainsi, et la première manifestation des règles est précédée de prodrômes qui, loin de rester comme les précédents dans les limites d'un état physiologique, sont au contraire remarquables par leur intensité et leur durée, et prennent ainsi les caractères d'un état morbide ; ce sont alors des douleurs abdominales, sacrées ou lombaires, parfois très-aiguës, un malaise et un sentiment de lassitude générale, un trouble prononcé des fonctions digestives, une céphalalgie plus ou moins vive, des phénomènes nerveux divers, et quelquefois une certaine perturbation morale.

Quand ces phénomènes se sont prolongés pendant un temps et avec une intensité très-variables, un flux sanguin a lieu par la vulve, et dès ce moment les malaises préliminaires se dissipent. L'écoulement suit alors une marche en

est une turgescence presque permanente des seins accompagnée d'une légère sécrétion laiteuse.

(1) Je reprendrai plus loin cette question en exposant les causes des règles.

général assez régulière, il subit dans sa couleur et sa consistance des modifications successives, et il cesse graduellement après une durée de quelques jours. Cependant cette disparition n'est que temporaire, car il se reproduit ensuite à des époques dont les retours, d'abord irréguliers, deviennent plus tard périodiques, et continueront de l'être jusqu'à l'âge où la menstruation devra naturellement finir.

MARCHE ET DURÉE DES PÉRIODES MENSTRUELLES.

Chaque période menstruelle est en général annoncée par des phénomènes précurseurs semblables à ceux qui ont précédé la première, mais qui en diffèrent par leur durée qui est plus courte, et par leur intensité qui est beaucoup moindre. Ces phénomènes se bornent en effet dans le plus grand nombre des cas à une sensation de plénitude dans le bassin, un gonflement et une tension légèrement douloureuse des mamelles, un sentiment de malaise et de fatigue dans la région lombo-sacrée, un peu de météorisme intestinal, et parfois une diarrhée passagère, phénomène que nous retrouverons au nombre de ceux qui précèdent l'accouchement chez un certain nombre de femmes ; le flux sanguin se manifeste alors. Au début de l'éruption menstruelle, l'écoulement sanguin est peu abondant, presque incolore et en partie séro-muqueux ; plus tard, et par degrés, il devient plus abondant, plus rouge, plus consistant, et il prend les apparences d'un sang normal. Ces caractères sont à leur summum d'intensité et y restent, pendant les deux ou trois jours qui constituent la période moyenne de l'époque menstruelle, après quoi la quantité, la coloration et la consistance du sang perdu redeviennent graduellement ce qu'elles étaient au début de l'éruption, et celle-ci finit comme elle avait commencé, par un écoulement presque séro-muqueux.

Il peut arriver néanmoins que le flux cataménial soit presque aussi coloré et aussi abondant au début et vers la fin de l'éruption que dans sa période moyenne; quelque différents que soient au reste, sous ce rapport, les phénomènes de l'époque menstruelle, on observe presque toujours que la perte sanguine a lieu d'une manière continue. Il n'est pas impossible, sans doute, qu'elle diminue ou augmente à des moments indéterminés, soit parce que la secrétion sanguine est moins active, soit parce que le sang secrété est retenu temporairement par une cause quelconque dans les voies génitales, mais il n'y a pas ordinairement d'interruption réelle dans la secrétion du liquide et dans son écoulement hors de la cavité utérine. Je rappellerai plus tard ce caractère particulier du flux cataménial.

La durée la plus commune d'une période menstruelle est de trois à six jours, c'est-à-dire qu'elle reste le plus souvent comprise entre ces deux limites, mais elle présente des variétés nombreuses; ainsi il est quelques femmes dont les menstrues se bornent à une apparition sanguine d'un jour, de quelques heures ou même d'une heure, et de moins encore; il en est d'autres chez lesquelles elles se prolongent uniformément pendant dix ou douze jours et même davantage. Tous les degrés intermédiaires entre ces deux extrêmes de durée peuvent être observés comme le démontre la table ci-jointe (1).

(1) TABLE INDIQUANT LA DURÉE DES ÉPOQUES MENSTRUELLES CHEZ SIX CENTS FEMMES.

Réglées pendant	1 jour	11		Réglées pendant	7 jours	1	
—	2 —	32		—	8 —	115 (1)	
—	3 —	104		—	9 —	4	
—	4 —	84		—	10 —	2	
—	5 —	63		—	12 —	2	
—	6 —	62		Irrégulièrement		120	

(1) Ce chiffre, le plus élevé dans cette table et dans plusieurs autres qui ont

En général la durée d'une époque cataméniale varie peu chez la même femme ; cette proposition souffre toutefois des exceptions dont les unes sont évidemment dues à des circonstances accidentelles, et dont les autres peuvent être considérées comme liées à la constitution des organes génitaux. Ainsi on peut remarquer que, chez certaines femmes, une époque menstruelle plus abondante et plus longue succède régulièrement à une autre époque moins abondante et plus courte ; ce fait incontestable n'est cependant observé que chez un petit nombre d'individus, et, si je ne me trompe, il ne l'est guère qu'une fois sur dix ou douze cas : aussi est-ce à tort que quelques auteurs ont cru pouvoir le généraliser. Les variétés que présente la durée des époques menstruelles considérée chez des individus différents dépendent de causes nombreuses. Et l'on s'accorde généralement à mettre au nombre de celles-ci le tempérament lymphatique, les habitudes d'une vie sédentaire, molle, luxueuse, et luxurieuse surtout, comme prédisposant à des règles abondantes et prolongées ; le tempérament sanguin, une constitution vigoureuse, les habitudes d'une vie active, laborieuse et sobre comme prédisposant à des règles peu abondantes et de courte durée.

été publiées, ne me paraît pas avoir la signification qu'on lui a prêtée, et tout me porte à croire qu'il résulte d'une indication inexacte. Celle-ci dérive d'une erreur très-commune qui consiste à considérer la révolution d'une semaine comme comprenant huit jours, tandis qu'elle n'en comprend en réalité que sept. Que les règles commencent, par exemple, dans la journée du lundi et qu'elles finissent dans la journée du dimanche suivant, elles paraîtront avoir duré huit jours, et en réalité elles n'auront duré que sept jours ou même seulement un peu plus de six. Aussi remarquera-t-on que, sur six cents femmes, une seule a dit que ses règles duraient sept jours ; on en peut, je crois, légitimement conclure que le chiffre 115 représente tout à la fois la durée de huit jours et celle de sept et peut-être même une partie de celle de six.

Les retours des mentrues ont indifféremment lieu à quelque heure que ce soit du jour ou de la nuit; chez quelques femmes, néanmoins, les règles paraissent à peu près constamment le matin, et chez quelques autres, mais en très-petit nombre, elles paraissent presque toujours le soir; je ne saurais dire s'il y a des conditions particulières de santé, de tempérament ou d'habitudes qui expliquent ces différences, quelques auteurs le pensent (1).

QUANTITÉ ET QUALITÉS DU SANG PERDU PENDANT LES RÈGLES.

La quantité de sang perdue pendant la durée d'une époque menstruelle est chez la plupart des femmes bien portantes, et dans notre climat, de 190 à 250 grammes (environ six à huit onces). Cependant cette quantité varie suivant certaines circonstances que je vais indiquer; ainsi elle est moindre pendant les premières éruptions menstruelles, elle s'accroît quand les menstrues sont régulièrement établies, et reste à ce point pendant la plus grande partie de la vie génitale, enfin elle augmente ou diminue sensiblement quand approche l'âge où les règles doivent définitivement cesser.

Étudiée chez le même sujet et pendant les différentes éruptions qui se succèdent, la quantité de sang perdue varie peu, mais il n'est pas exact de dire qu'elle ne varie point. Observée au contraire chez des individus différents et pendant la période moyenne de la menstruation, la quantité de sang perdue est très-variable. Il est en effet des femmes dont les règles sont si peu abondantes qu'elles consistent seulement dans l'émission de quelques gouttes de sang. Il en est d'autres qui éprouvent à chaque époque une perte copieuse de sang

(1) Brierre de Boismont. *De la Menstruation*, page 139.

liquide ou coagulé, sans qu'aucune lésion utérine puisse donner à ce flux abondant le caractère d'un fait pathologique. La constitution propre de l'individu, et celle des organes génitaux ont probablement la plus grande part à ces différences, mais elles peuvent aussi dépendre de quelques autres causes, et en particulier de celles que j'ai indiquées plus haut comme pouvant étendre ou restreindre la durée des époques menstruelles.

La température exerce également son influence sur le phénomène qui nous occupe : c'est ainsi que les femmes indigènes des pays chauds sont plus abondamment réglées que celles des pays tempérés et surtout des pays froids.

Les circonstances que je viens de mentionner et qui produisent les différences relatives à la quantité de sang que les femmes perdent pendant leurs règles, expliquent assez la différence des opinions exprimées à ce sujet, mais à cette cause déjà puissante il en faut ajouter une autre, c'est la difficulté de faire sur ce point délicat de physiologie des recherches exactes et probantes (1). Il est en conséquence facile de comprendre les évaluations nombreuses et contradictoires qui ont été données par les différents auteurs qui se sont occupés de cette question. Depuis l'indication de trente grammes qui me paraît être le moindre terme de ces évaluations jusqu'à celle de deux et trois livres qui en représente le terme le plus considérable, il n'est presque pas de degré intermédiaire qui n'ait été indiqué.

Considéré pendant la période moyenne d'une époque de

(1) Cette difficulté dépend tout à la fois du choix même d'un moyen matériel de constatation, et de la répugnance très-naturelle des femmes à se prêter aux investigations qui seraient nécessaires pour parvenir à une solution satisfaisante.

règles, le sang menstruel est rouge, liquide, un peu odorant et visqueux, et il offre chez la plupart des femmes une couleur foncée par laquelle il semble se rapprocher plutôt du sang veineux que du sang artériel. Cette apparence lui manque toutefois au commencement et à la fin de l'éruption, parce que dans ces deux périodes il est notablement moins coloré. Le sang des règles offre en conséquence les caractères physiques du sang normal. L'analyse chimique et l'examen microscopique démontrent en outre qu'il en contient tous les éléments constituants.

Le sang menstruel a été longtemps regardé comme un liquide fétide et vénéneux ; on lui a prêté les propriétés les plus délétères et on a supposé que ses seules émanations pouvaient exercer sur l'homme et sur les végétaux une influence funeste. Telle a été la puissance de ces préjugés, que dans certains pays les femmes ont été regardées comme impures pendant toute la durée du flux cataménial et condamnées à ce titre, soit par l'usage, soit par la loi, à une séquestration temporaire qui ne devait cesser qu'après une complète purification.

Recueillies par les médecins arabes, ces idées se répandirent en Europe par leurs écrits, et non seulement elles ont laissé des traces profondes dans le vulgaire, mais même des esprits sérieux ne les ont pas regardées comme dénuées de tout fondement et ont jugé qu'elles ne devraient pas être toutes rejetées sans quelque examen (1).

(1) In calidissimis certè regionibus, si ad æstuosum aerem immunditíes accesserit, non repugnat sanguinem in loco calente in vicinia fæcum alvinarum retentum acrem fieri et fœtere. Haller, *Elem. Physiol.* Liv. 18, parag. 5.

En séparant ce que l'opinion des anciens a d'erroné et d'exa-

La plupart des observateurs modernes ont été peu préoccupés de ces prétendues propriétés vénéneuses du sang menstruel, mais quelques-uns l'ont été de sa viscosité et de son défaut de coagulabilité ; ces deux circonstances leur ont paru établir entre ce liquide et le sang ordinaire une différence remarquable. Indiquée d'abord par Dionis (1), et plus explicitement signalée depuis par Hunter (2), l'absence de coagulabilité du sang des règles fut attribuée par lui à ce que la vie de ce sang est détruite au moment même de son exhalation. Plus tard Brande (3) et Lavagna (4) l'ont expliquée par la privation de fibrine. Le fait même et cette dernière explication ont été assez généralement acceptés pendant quelque temps. Cependant ni l'un ni l'autre ne sont réellement exacts.

Il est vrai que le sang menstruel se mêle presqu'inévitablement à une certaine quantité de mucus secrété par la surface interne de l'utérus et du vagin, et que ce mélange lui donne sans doute le degré de viscosité qui lui est pro-

géré, elle présente à l'observateur impartial quelque chose de vrai, qu'il faut approfondir par des expériences exactes, au lieu de nier ce que l'on n'a point conçu. Fourcroy, *Système des connaissances chimiques*, T. IV, page 152.

(1) La non coagubilité du sang menstruel a été indiquée par Dionis incidemment et à l'occasion du diagnostic différentiel de l'écoulement des règles, et de la métrorrhagie pendant la grossesse, page 169.

(2) Hunter, Œuvres complètes, avec notes de M. Richelot, T. Ier, p. 276.

(3) Le sang menstruel a les propriétés d'une solution très-concentrée de matière colorante dans du sérum étendu. Brande, *Phil. transact.* 1812, page 113.

(4) *Opuscul. scientif. de la Société pontif. de Bologne*, T. Ier, 1817. *Ext. dans Arch. de Méd.* T. 5. page 139.

pre (1), et concourt à en diminuer la coagulabilité, mais il n'en est pas moins certain que le sang des règles est coagulable, l'observation la plus commune le démontre, et il y a d'ailleurs, ainsi que je l'ai dit plus haut, entre ce sang et le sang ordinaire une parfaite analogie de composition (2).

DURÉE DES PÉRIODES INTER-MENSTRUELLES.

L'espace de temps qui sépare les retours des époques menstruelles est communément d'un mois solaire (3), et non pas

(1) Lentorem aliquem possit mucus admistus addidisse. Haller, *Elem. Phys.* Liv. 28, par. 5.

(2) *Analyse chimique du sang menstruel.*
Par M. le professeur Bouchardat.

Sang menstruel. .	97 grammes.
Eau.	90,08
Matières fixes. . .	6,92

Ces matières, divisées en 100 parties pour établir leurs proportions relatives, ont donné le résultat suivant :

Fibrine, albumine, matière colorante. .	75,27.
Matières extractives.	9,92.
— grasses.	2,21.
Sels.	5,31.
Mucus.	16,79.
	100,00.

D'une autre part, il résulte des recherches microscopiques faites par l'habile et savant observateur M. le docteur Donné, que le sang menstruel contient :

1° Des globules sanguins ordinaires, avec leurs caractères propres, et en très-grande quantité ;

2° Des globules muqueux ;

3° Des squammes épidermiques en grand nombre et détachées de la membrane muqueuse du vagin.

(3) In virgine tenera post primam periodum aliquot sæpe men-

de vingt-huit jours ou d'un mois lunaire, comme l'opinion en est assez généralement repandue. En conséquence, le temps qui s'écoule depuis la fin d'une époque jusqu'au retour de l'autre et pendant lequel la femme est libre de tout flux sanguin est de vingt-quatre à vingt-cinq jours. Mais ce phénomène, comme les précédents, peut offrir des variétés assez nombreuses, les retours des éruptions cataméniales pouvant être plus rapprochés ou plus éloignés.

Il est en effet des femmes qui sont réglées tous les douze ou quinze jours, et d'autres qui ne le sont qu'après une période de cinq ou six mois et même davantage. J'en ai vu récemment une dont les époques menstruelles sont régulièrement séparées par un intervalle de plus d'une année; sa santé est d'ailleurs excellente, mais depuis longtemps mariée elle est restée jusqu'à présent stérile, ce qui peut résulter chez elle de l'imperfection des règles, bien que ce n'en soit pas la conséquence nécessaire dans tous les cas.

Chez quelques femmes, un écoulement sanguin, en général moins abondant et moins prolongé que les règles, se manifeste régulièrement à peu près vers le milieu de la période intermenstruelle, et constitue ainsi une menstruation bi-mensuelle. Dans le plus grand nombre de ces cas, l'écoument, au lieu d'être sanguin, est seulement séro-muqueux, et, dans quelques autres, les malaises locaux et généraux d'une époque de règles révèlent seuls ce molimen hémorrhagique additionnel (1).

sium liberum intervallum succedit quod tamen magis et magis in mensem solarem contrahitur. Haller, *Elem. Phys.* Liv. 28, parag. 4.

(1) J'ai été plusieurs fois consulté pour des cas de ce genre et prié d'indiquer des moyens propres à supprimer ces règles surnumeraires.

MODIFICATIONS DES ORGANES GÉNITAUX PENDANT LES RÈGLES

La congestion des organes génitaux est, ainsi que je l'ai dit, un des phénomènes remarquables de la menstruation. Manifeste d'abord dans les annexes de l'utérus qui sont le premier siége des phénomènes menstruels, elle s'étend rapidement à l'utérus même, et elle en augmente le volume, le poids, la température et la coloration en même temps qu'elle en diminue la densité. Ces modifications appréciables dans l'ensemble de la matrice, le sont particulièrement dans le col où on peut facilement les constater par le toucher et par la vue. L'utérus plus gros, plus lourd, plus mou, s'abaisse modérément et se rapproche un peu de la vulve. Ce déplacement, presque toujours évident, le devient surtout dans les cas où il existe un prolapsus utérin; celui-ci s'exagérant alors, le col utérin se rapproche assez de l'orifice vulvaire pour y être facilement senti et même aperçu; il présente à cette époque une teinte d'un rouge violet qui s'étend en général jusqu'aux parties génitales externes, celles-ci deviennent plus turgescentes, molles, chaudes et d'une couleur violacée; ce sont ces phénomènes fluxionnaires que Lecat a désigné sous le nom de phlogose amoureuse, et Emmett sous celui d'érection.

La vitalité manifestement accrue des organes génitaux pendant les règles donne souvent aux relations sympathiques qu'ils ont avec quelques appareils de l'économie plus d'importance et d'activité, et il n'est pas rare que leur influence se révèle par des effets nombreux et variés. Parmi les plus communs, je signalerai des migraines, des étourdissements, une tendance presque irrésistible au sommeil, des bouffées de chaleur montant au visage, des défaillances, la fétidité de l'haleine, et surtout une empreinte particulière de fatigue et un changement notable dans l'humeur habituelle. Nous reconnaîtrons plus tard qu'il existe une certaine analogie entre ces phénomènes et quelques-uns de ceux qui se produisent sous l'influence de la grossesse, en sorte que les conditions physiologiques de l'appareil génital pendant les règles peuvent être considérées comme représentant à un faible degré celles que nous lui verrons acquérir pendant la gestation, aussi ne serons-nous plus surpris que certaines affections essentiellement propres à l'état puerpéral puissent être quelquefois observées pendant le cours des menstrues. Ce n'est donc pas sans raison que Burdach a pu dire que la menstruation est le prototype et comme l'intermédiaire de l'œuvre de la procréation chez la femme.

INFLUENCE DU MARIAGE, DE LA GROSSESSE, DE L'ACCOUCHEMENT ET DE L'ALLAITEMENT.

La menstruation peut être modifiée par des causes assez nombreuses; le mariage, la grossesse et l'allaitement sont au nombre de ces causes. Les habitudes du mariage exercent une influence assez grande sur les organes génitaux pour qu'il soit facile de comprendre que cette influence s'étende aux fonctions qu'ils remplissent; aussi se manifeste-t-elle par des résultats qui méritent d'être signalés, il n'est pas rare en effet de voir les règles se supprimer pendant deux ou trois époques successives, chez de jeunes femmes nouvellement mariées et sans autre cause que l'impression produite sur les organes génitaux par les suites naturelles du mariage. M. Montgomery en a cité quelques exemples (1), j'en ai moi-même observé plusieurs, et je les rappellerai plus tard à l'occasion du diagnostic de la grossesse. Dans quelques cas

(1) An exposition of the signs and symptoms of pregnancy, p. 44.

le mariage a des résultats contraires, il paraît accroître la quantité de sang perdu, prolonger la durée des règles et en rapprocher les retours; d'autres fois enfin il a paru exercer une influence salutaire : c'est ainsi que les menstrues habituellement irrégulières ont cessé de l'être chez un certain nombre de femmes aussitôt après qu'elles ont été mariées (1).

Les menstrues sont très-généralement supprimées pendant toute la durée de la grossesse et de l'allaitement; cette suppression est la conséquence commune et normale de ces deux états. Cependant des exceptions à cette règle peuvent être observées ; elles sont, pour ce qui concerne la grossesse, beaucoup plus rares qu'on ne me paraît le croire en général, mais il n'en est pas exactement de même pour l'allaitement. Les exemples de nourrices réglées, quoiqu'elles constituent des faits anormaux, sont cependant assez communs. Je serai naturellement conduit à reprendre ce sujet lorsque je traiterai des phénomènes de la grossesse et de ceux de l'allaitement, je me contenterai donc pour le moment de cette simple indication.

En général l'accouchement n'exerce sur la menstruation d'autre influence que celle qui consiste à retarder la réapparition des règles pendant un laps de temps qui excède de quinze jours au moins la durée commune d'une période intermenstruelle. Les menstrues ne reviennent en effet, dans la plupart des cas, que six semaines après l'accouchement. Mais ce retard peut être beaucoup plus long, et les exemples de femmes dont les règles n'ont reparu que plusieurs mois après qu'elles étaient accouchées, ne sont pas rares. J'ai déjà dit qu'une suppression définitive avait été, dans un petit nombre de cas, la conséquence d'une grossesse et d'un ac-

(1) Brierre de Boismont. *Loc. cit.*, page 155 et suivantes.

couchement. Il est possible d'une autre part que les règles reparaissent trois semaines ou un mois après l'accouchement, il est possible aussi qu'elles subissent sous le rapport de leurs retours réguliers ou irréguliers, inoffensifs ou douloureux, des modifications remarquables. C'est ainsi qu'une menstruation jusque-là irrégulière ou accompagnée de très-vives douleurs devient parfois régulière ou exempte de toutes souffrances après un accouchement. Mais il faut ajouter qu'on peut également observer des résultats tout contraires aux précédents.

Cependant les règles ne sont pas modifiées seulement par les influences naturelles et puissantes que je viens de rappeler; elles peuvent l'être, et le sont souvent, par des causes dont l'importance est infiniment moindre; l'impressionnabilité de l'appareil génital paraît être en effet bien supérieure à celle de la plupart des appareils organiques. Une émotion vive et soudaine, des préoccupations tristes, l'impression du froid, le changement d'habitude et de lieux, une vie sédentaire, et surtout la captivité succédant à une vie active et libre, un trouble, même léger, de la santé, l'emploi de quelques médicaments énergiques, ces circonstances diverses qui laissent presque toujours intact et régulier l'accomplissement des autres fonctions de la vie individuelle, produisent assez souvent dans la menstruation une perturbation plus ou moins profonde et prolongée. Au reste, la facilité avec laquelle cette fonction peut être atteinte par des causes même légères, lui est commune avec la plupart des autres actes de la reproduction. Nous verrons en effet, plus loin, comment la grossesse, la parturition, les suites naturelles des couches, la lactation, peuvent être troublées ou arrêtées dans leur cours par des circonstances à l'influence desquelles les autres fonctions sont beaucoup moins accessibles.

SOURCE DU SANG MENSTRUEL.

Le sang menstruel s'écoule de la surface interne de l'utérus. Dans les cas d'occlusion de l'orifice externe de cet organe ou de la partie supérieure du vagin, le sang exhalé à chaque période menstruelle s'accumule dans la cavité utérine et la remplit. Si l'on applique un spéculum dans le vagin pendant le cours des règles, on voit le sang s'écouler par l'orifice utérin, on le voit mieux encore et sans le secours d'aucun instrument chez les femmes affectées d'un prolapsus utérin et chez lesquelles la partie inférieure de la matrice a franchi la vulve. La source du sang menstruel est donc évidemment dans la cavité de l'utérus, mais en quel point précis de cette cavité? Des observations déjà nombreuses ont résolu cette question; le sang s'écoule essentiellement de la surface interne du corps et du fond de l'organe. Mauriceau a cité le cas d'une femme suppliciée pendant le cours de ses règles, et sur le cadavre de laquelle il constata que le sang était versé par les parties que je viens d'indiquer (1). J'ai déjà dit que Mme Boivin a représenté un cas du même genre; la surface interne du corps et du fonds présentait une teinte rouge très-prononcée, et elle était parsemée de petites taches et de gouttelettes sanguinolentes (2). Le siége ordinaire de l'exhalation sanguine pendant les règles, ne saurait donc être contesté. Ce siége, toutefois, n'est pas constant. Il est certain, en effet, que la cavité du col utérin, et peut-être même la surface interne du vagin, peuvent être exceptionnellement la source de l'exhalation sanguine. Cette possibilité, affirmée par Colombo et quelques autres anatomistes, me paraît être moins

(1) *Traité des maladies des femmes grosses*, t. 1, p. 47.
(2) *Atlas du Traité des maladies de l'utérus*. Pl. 1er.

prouvée cependant par les raisonnements qu'ils ont produits, ou par les faits qu'ils ont cités et qu'ils regardaient comme concluants, que par ceux de persistance des règles chez quelques femmes enceintes, et surtout chez des sujets qui avaient subi l'ablation de toute la partie supérieure de l'utérus (1); mais ces cas ne me semblent pas prouver que, même chez les femmes qui les ont offerts, la cavité du col utérin ou les parois vaginales fussent les sources ordinaires du sang menstruel. Tout en admettant la réalité de ces faits, je pense comme Haller (2), qu'ils ne sont que des exemples d'une anomalie dans la direction de la fluxion sanguine, anomalie dont je vais parler maintenant.

DÉVIATION DES RÈGLES.

Lorsque, par l'effet d'une cause quelconque, le flux mensuel a été supprimé ou notablement diminué, il peut arriver qu'il soit remplacé par une hémorrhagie supplémentaire. Celle-ci se fait jour en des points plus ou moins éloignés des voies naturelles, et elle affecte en général une périodicité semblable à celle de l'écoulement auquel elle se substitue. Ces hémorrhagies constituent des règles déviées, *menses insolitis viis*.

La déviation des règles n'a pas toujours, comme symptôme caractéristique, un écoulement sanguin; Stahl considère en effet, comme déviation menstruelle toute congestion ou toute fluxion qui remplace périodiquement les règles absentes. Cette opinion me paraît, comme à Désormeaux, très-acceptable; elle est justifiée par l'analogie des conges-

(1) Vieussens, *Des liqueurs du corps humain*, pag. 379.

(2) Haller. *Elem. phys.* Liv. 18, parag. 6. Ce paragraphe mérite particulièrement d'être consulté.

tions génitales periodiques, qui représentent la menstruation de certains animaux, et que j'ai rappelées en commençant ce chapitre; elle l'est peut-être aussi par le cas remarquable d'une femme dont les règles s'étaient supprimées, et chez laquelle une des joues se couvrait chaque mois d'une vive rougeur. Dans ces cas, en effet, il ne manque pour la transformation d'une congestion en hémorrhagie qu'une surface exhalante disposée à laisser transsuder le sang ou un effort hémorrhagique plus considérable.

La peau ou les membranes muqueuses, et surtout ces dernières, sont le siége des hémorrhagies supplémentaires. Il n'est aucune des cavités naturelles ni aucun point de la surface cutanée, intacte ou ulcérée, qui n'ait été la source de ces flux sanguins périodiques; et dans quelques cas ils ont eu lieu par des veines superficielles et spontanément ouvertes. Parmi les membranes muqueuses, celle qui tapisse les bronches, et plus encore celle de l'extrémité inférieure du rectum, paraissent en avoir été le siége le plus fréquent. Ils se sont fait jour quelquefois chez le même sujet en plusieurs points à la fois, et pour n'en citer qu'un exemple, je rappellerai que les oreilles, les yeux, les narines, l'ombilic et les mamelles, ont été dans un de ces cas les voies simultanées des règles supplémentaires. On les a vus, dans quelques autres, se montrer successivement sur des parties différentes. Les exemples connus de ces déviations sont très-nombreux, et Haller, qui a cité près de soixante sources diverses de ces hémorrhagies périodiques, commence cependant par dire qu'il n'en indiquera qu'un petit nombre. *Pauca citabo ex multis* (1).

Les flux sanguins qui ont lieu par ces voies insolites, sont

(1) Haller. *Elém. phys.* Liv. 28, sect. 3, parag. 14.

quelquefois aussi abondants et aussi réguliers que les menstrues; il est plus ordinaire cependant qu'ils soient moins réguliers et moins abondants. Il peut arriver aussi, mais ce fait est plus rare, que leur quantité dépasse de beaucoup celle du sang des règles normales.

L'apparition des règles déviées n'est pas ordinairement précédée, comme celle des menstrues régulières, des phénomènes qui indiquent un mouvement fluxionnaire vers le point qui doit en être le siége; mais elle l'a été cependant, chez quelques individus.

Bien que ces pertes sanguines anormales aient pour siége des parties où leur manifestation constituerait en toute circonstance un accident sérieux et inquiétant, elles ne justifient pas en général un pronostic fâcheux, et il est probable qu'elles ne deviendraient la cause de lésions graves qu'autant que les organes qui en sont le siége y seraient déjà prédisposés. Les exemples d'hémoptysies périodiques inoffensives ayant pendant longtemps suppléé les règles absentes, sont assez nombreux.

RÈGLES PRÉCOCES.

En général, la première apparition des règles coïncide tout à la fois avec la maturité des organes génitaux et un certain développement de toute l'économie. Cependant, on a souvent signalé des cas de menstruation très-précoce, et le nombre des faits de cette nature qui ont été publiés est tel, qu'il n'y a aucun des degrés d'une échelle d'âge qui s'étendrait des premiers mois de la vie jusqu'à l'époque ordinaire de la puberté où l'on ne puisse placer un ou plusieurs exemples de ces règles précoces. Haller a rappelé, en effet, des cas dans lesquels la menstruation s'était établie pour la première fois à deux, trois, quatre, cinq, six et sept ans. Il est bien probable que plusieurs de ces exceptions n'avaient point le caractère qu'on leur a prêté ; elles n'étaient sans doute que des cas d'apparitions sanguines accidentelles irrégulières et de courte durée qui n'avaient d'ailleurs aucune analogie avec de véritables règles. Mais il n'en est pas moins vrai que plusieurs de ces cas remarquables par la durée de l'écoulement sanguin et ses retours périodiques doivent être considérés comme de véritables exemples de menstruation précoce. L'un des faits de ce genre les plus remarquables est sans contredit celui qui a été publié par le docteur Rowlett de Waisborough (États-Unis d'Amérique). Il s'agit d'une jeune fille née le 7 avril 1824 dans le comté de Butler Kentucky, et qui fut réglée pour la première fois à l'âge d'un an. A cette époque, le bassin et les seins étaient devenus remarquables par un développement extraordinaire. Les règles continuèrent de se montrer avec une régularité parfaite jusqu'en 1833, époque à laquelle elle devint enceinte. Son accouchement eut lieu le 20 avril 1834 ; elle était alors âgée de de dix ans et treize jours.

AGE AUQUEL LES RÈGLES CESSENT.

La menstruation, de même que tous les autres actes des fonctions génitales, n'a qu'une durée temporaire ; commencée à un âge qui ne peut être déterminé avec exactitude, parce qu'il n'est pas le même chez tous les individus, elle cesse à une époque également variable. On peut dire néanmoins que cette suppression définitive a généralement lieu entre la quarantième et la cinquantième année, et plus souvent dans les cinq dernières années de cette série que dans les cinq premières. La cessation naturelle des règles a reçu le nom de *ménopause*, et l'époque de la vie à laquelle elle a lieu est désignée par les expressions de *temps*, *d'époque*, *d'âge critique*. On croit généralement que l'âge de la ménopause est en rapport avec celui de la première apparition des règles, et qu'elle se manifeste plus tôt ou plus tard, selon que la menstruation a été elle-même précoce ou tardive. Si cette opinion n'est pas dénuée de fondement, il faut reconnaître cependant que de très-nombreuses exceptions à cet égard peuvent être observées, et Désormeaux a eu raison de dire que cette remarque doit s'appliquer surtout à des masses d'individus habitant des climats différents.

Ainsi la durée commune de la menstruation est de trente à trente-cinq ans, et l'espace de temps consacré aux seules époques menstruelles dans cette longue période, en admettant qu'elles ne se répètent que douze fois par année, et que la durée de chacune d'elles ne soit que de cinq jours, cet espace de temps équivaut à près de six années. Il est presque de huit années pour les femmes dont la durée commune des époques menstruelles est de huit jours. De même que la première manifestation des règles, la ménopause est précédée chez la plupart des femmes de phénomènes qui l'annoncent plus ou moins longtemps à l'avance ; ce sont surtout des irrégularités dans les retours des époques, dans la quantité de sang perdu et dans la durée de l'écoulement. En effet, les éruptions menstruelles sont plus rapprochées ou plus éloignées, les intervalles qui les séparent n'étant parfois que d'une ou deux semaines et d'autres fois de plusieurs mois. La quantité de sang perdu est en quelques cas très-notablement diminuée, et en quelques autres au contraire elle est considérablement accrue ; cette dernière exception est assurément plus fréquente que l'autre. Enfin les dernières irrégularités consistent en ce que les périodes sont tantôt plus courtes et tantôt, ce qui est plus ordinaire, prolongées bien au delà de leur durée commune. D'une autre part la vitalité de l'utérus semble parfois exaltée à l'approche du moment où elle doit s'éteindre, des excitations génitales plus ardentes se manifestent, les sympathies que l'utérus entretient avec les divers organes de l'économie deviennent plus actives, et des phénomènes nerveux très-variés témoignent de leur influence chez un certain nombre de femmes.

Ces phénomènes précurseurs de la suppression définitive des règles ont une durée très-variable; elle peut n'être que de quelques mois, elle est souvent de quelques années. C'est ordinairement après ces alternatives de retours rapprochés ou éloignés, de pertes insignifiantes ou considérables, d'époques très-courtes ou très-prolongées, que la ménopause a lieu. Chez quelques femmes, peu nombreuses il est vrai, ce phénomène arrive brusquement et sans qu'aucune des irrégularités que je viens d'exposer l'ait annoncé.

On sait que la suppression des règles, lorsqu'elle est accidentelle et temporaire est souvent suivie de tous les indices d'une pléthore générale ou locale et d'accidents divers qui en sont généralement considérés comme le résultat; les mêmes effets suivent fréquemment la suppression naturelle et définitive. Le flux sanguin cesse de se montrer, mais l'habitude de la fluxion n'est pas aussi soudainement rompue, elle se révèle encore par des phénomènes divers; les uns attestent la persistance d'un *molimen* congestif périodique ou continu vers l'appareil génital ou les organes qui l'avoisinent, les autres prouvent un changement dans la direction du mouvement fluxionnaire, lequel se porte vers des organes plus ou moins éloignés; ces phénomènes qui, montrent les effets possibles de la ménopause, sont trop nombreux et trop connus pour qu'il soit nécessaire de les indiquer ici.

CAUSES DES RÈGLES.

L'étude des causes des règles, comprend 1° celle de leur existence même; 2° celle de leur périodicité; 3° celle de leur première manifestation à des époques de la vie qui diffèrent selon les individus; 4° celle de leur suppression naturelle et définitive.

Avant la propagation des connaissances que je viens d'exposer, l'étude de la cause des règles consistait exclusivement à rechercher sous quelle influence se produisaient la fluxion utérine et l'excrétion du sang, c'est-à-dire les phénomènes qui paraissaient alors constituer essentiellement la menstruation. Des théories diverses et très-nombreuses ont été tour à tour proposées et rejetées. Les exposer aujourd'hui avec quelques détails, n'aurait plus le moindre intérêt. La constitution propre de la femme, les qualités particulières de son sang, le développement de l'appareil vasculaire utérin, la direction perpendiculaire que suivent les vaisseaux pour pénétrer dans les parois utérines, la pléthore locale habituelle de l'utérus, la fermentation dont les vaisseaux de cet organe sont le siége, etc., etc., ont joué un rôle plus ou moins important dans les explications qui se sont succédé; mais il doit paraître évident, quand on les a étudiées, qu'elles tendaient beaucoup plus à résoudre la question de savoir comment le sang affluait vers l'utérus, qu'à dévoiler la cause de cet afflux. Quoiqu'il y eût quelque vague dans l'hypothèse de Lecat, qui admettait une phlogose voluptueuse comme cause incitante des règles, et dans celle de Robert Emett qui prétendait que des désirs amoureux provoquaient l'afflux, l'érection et le gonflement de l'utérus, je trouve que ces hypothèses avaient du moins le mérite de sortir de la voie stérile dans laquelle on était resté si longtemps engagé, et de s'approcher du but ; il leur aurait même suffi pour l'atteindre, de substituer à la sensation matérielle et générale, qu'ils invoquaient, l'influence plus immatérielle et plus restreinte des organes qui sont le point de départ très-probable de cette sensation, c'est-à-dire des ovaires ; nous allons voir en effet quelle part importante ces organes prennent à la manifestation des règles.

Ainsi que je l'ai dit en commençant, la menstruation se compose de deux ordres de phénomènes : les uns se manifestent dans les ovaires et consistent dans l'évolution d'un ou de plusieurs des follicules de Graaf, les autres se produisent dans l'utérus et consistent en un *molimen* hémorrhagique et une excrétion sanguine consécutive. De ces phénomènes, les premiers, c'est-à-dire les modifications ovariennes, sont regardées comme l'élément initial et prédominant de la menstruation, et les autres, c'est-à-dire la fluxion et l'éruption sanguines, en sont un élément secondaire au point de vue de l'importance.

Il me paraît en conséquence nécessaire de démontrer d'abord la réalité de ces deux ordres de faits et le rang que chacun d'eux occupe dans les phénomènes de la menstruation, il sera plus facile de comprendre les véritables causes de cette fonction.

On sait que la turgescence périodique des parties sexuelles chez les femelles des mammifères aux époques du rut, et l'écoulement par les voies génitales, d'un liquide, muqueux dans la plupart des espèces, sanguinolent dans quelques-unes, on sait, dis-je, que ces phénomènescoïncident constamment avec le dévloppement, la maturation, et souvent la rupture d'une ou de plusieurs vésicules ovariques; la connaissance positive de ces faits résulte des recherches souventfaites sur des femelles en rut, et sacrifiées pour cet objet. On pourrait être autorisé dès lors à conclure par analogie que la même coïncidence existe pendant le flux menstruel dans l'espèce humaine, mais l'observation directe dispense même de cette induction. Depuis bientôt plus de trente ans que cette question a été agitée, l'occasion s'est fréquemment présentée d'examiner les organes génitaux de femmes qui avaient rapidement succombé à des maladies aiguës ou péri de mort violente pendant le cours des règles ou pendant les quelques jours qui les précèdent ou les suivent. Dans ces circonstances on a reconnu, soit le développement avancé d'un follicule de Graaf, soit sa rupture et l'émission probable d'un ovule déjà accomplies, soit la formation commencée d'un corps jaune; le premier de ces phénomènes coïncidant avec une apparition imminente des règles, et les autres avec des règles récemment terminées. L'observation directe démontre donc la coïncidence dans l'espèce humaine des deux ordres de phénomènes, les uns extérieurs et les autres profonds, qui caractérisent le rut chez les animaux; mais nous allons voir qu'elle démontre plus encore qu'une simple coïncidence.

L'évolution des vésicules de Graaf ne coïncide pas seulement chez les mammifères avec la turgescence des parties sexuelles et le flux muqueux ou sanguinolent qui accompagne cette évolution, mais il est certain qu'elle précède et même qu'elle provoque la manifestation de ces phénomènes extérieurs du rut. Des recherches ont en effet prouvé l'antériorité des phénomènes ovariens, car il a suffi de constater le developpement complet et la rupture imminente des vésicules de Graaf, lorsque les apparences extérieures du rut commençaient à peine à se manifester.

Quant à l'influence provocatrice que le travail maturatif, dont les ovaires sont le siége, exerce sur les phénomènes apparents du rut, elle se déduit rigoureusement de leur disparition rapide aussitôt que les modifications ovariennes sont terminées, ou de leur complète absence lorsque ces modifications n'ont pu s'accomplir. C'est ainsi que le terme naturel de la maturation des vésicules, indiqué par leur rupture spontanée ou provoquée, est immédiatement suivi de la disparition des phénomènes extérieurs du rut, et qu'aucun indice de ceux-ci ne se montre lorsque les ovaires ont été détruits par des maladies ou enlevés par une opération.

Il est maintenant certain que la même loi qui régit l'ordre de succession et l'enchaînement des phénomènes du rut chez les mammifères régit également celui dans lequel se succèdent et s'enchaînent les phénomènes de la menstruation dans l'espèce humaine. Le travail maturatif des follicules de Graaf est en effet, comme chez les mammifères, le phénomène initial et prédominant de la menstruation chez la femme, et son influence s'étendant à l'utérus, y provoque d'abord une fluxion considérable et plus tard l'exhalation sanguine qui a été si longtemps regardée comme l'élément unique de la menstruation. Indépendamment de l'analogie, des preuves directes ne manquent pas à l'appui de ce qui précède.

Une ou plusieurs vésicules de Graaf très développées et quelquefois même déjà rompues, ont été trouvées chez des femmes qui avaient péri de mort violente au moment même où l'éruption des règles paraissait imminente. Des faits de ce genre, maintenant nombreux, ne permettent donc aucun doute sur la préexistence des modifications ovariennes. Quant à l'influence qu'elles exercent sur la manifestation de l'écoulement sanguin, elle est démontrée par des faits aussi probants quoique beaucoup plus rares que ceux qui établissent la réalité d'une influence analogue chez les mammifères ; je veux parler de celle qu'exerce l'absence des ovaires.

Il est fort regrettable que les observations d'absence congénitale des ovaires que la science possède, ne puissent répandre aucune lumière sur la question présente ; cette insuffisance doit être attribuée en partie à ce que ces anomalies ont été constatées trop souvent sur le cadavre de sujets dont les précédents étaient inconnus, et en partie surtout à ce qu'elles se sont presque toujours trouvées associées à l'absence ou au développement très-imparfait des autres parties importantes de l'appareil génital (1). Il n'en est pas heureusement de même de leur absence quand elle est le résultat d'une ablation. Pott a rapporté le cas très-remarquable d'une jeune femme dont les ovaires furent enlevés par une double opération. Celle-ci eut pour conséquence la suppression complète de la menstruation qui avait été jusqu'alors fort régulière, et l'affaissement notable des mamelles qui étaient très-volumineuses. D'autres faits du même genre, en ce qu'ils concernent des sujets qui, ayant également subi l'ablation des ovaires et en ayant éprouvé les mêmes résultats, ont été publiés. Il est vrai que quelques-uns manquent

(1) Morgagni, *De sedibus*, etc. *Epist.*, 46, art. 31. *Ibid. Epist.* 69, art. 16. H. J. Logger, *De ovariorum morbis*, page 35. Leyde, 1816.

d'une authenticité suffisante pour être invoqués à l'appui de la doctrine que je viens d'exposer, mais les autres ont été cités par des hommes éclairés et dignes de foi. Comme le cas probant rapporté par Pott, ils démontrent que les ovaires sont le point de départ, et les modifications vésiculaires la cause provocatrice de la turgescence utérine et du flux menstruel. Si donc la cause de la perte sanguine qui se produit pendant une époque menstruelle nous est connue, il ne nous reste plus maintenant qu'à rechercher celle des autres phénomènes de la menstruation, c'est-à-dire du travail maturatif qui s'opère périodiquement dans quelqu'un des follicules de Graaf. Cette cause réside évidemment dans la constitution physiologique des ovaires, c'est une partie de la fonction qui leur est dévolue (1).

(1) Une doctrine nouvelle apparaît rarement dans les sciences sans que les esprits y aient été plus ou moins préparés. Presque toujours celui qui la propose a suivi, sans qu'il s'en soit rendu compte, un certain courant d'idées dans lequel d'autres étaient engagés comme lui. Il en résulte qu'au moment où cette doctrine se manifeste au grand jour, de nombreux prétendants surgissent et qu'elle paraît être alors, non pas l'œuvre exclusive de celui qui, le premier, s'en déclare l'auteur, mais aussi celle d'une foule de collaborateurs qui se sont ignorés les uns les autres, et presque toujours chacun d'eux revendique la meilleure part dans la découverte. C'est ce qui est arrivé pour la nouvelle théorie de la menstruation. Dans le court historique qu'on va lire, je me suis appliqué à retracer avec exactitude les premières phases de cette nouvelle théorie ; et afin d'être plus sûrement impartial, je me suis à peu près borné à faire un exposé chronologique des publications auxquelles elle a donné lieu.

La nouvelle théorie de la menstruation considérée dans cette donnée générale que la fluxion périodique des organes génitaux et

On peut conclure de ce qui précède que l'association et la

l'écoulement sanguin qui en est la conséquence, résultent d'une incitation dont les ovaires sont le point de départ, a été pressentie et même indiquée depuis longtemps.

Je ne rattacherai pas à ce sujet, comme on l'a fait, je crois, sans motif suffisant, l'opinion déjà très-ancienne que l'époque la plus favorable à la conception était celle qui suivait immédiatement les règles; je n'y rattacherai pas non plus l'analogie indiquée par Harvey, entre la menstruation des jeunes filles et la ponte des œufs chez certains oiseaux sans l'intervention préalable du mâle; ni même cette phrase remarquable de Kerkringius : « Aliquando fœminæ dejiciunt hæc ova imprimis tempore menstruorum. »

L'opinion des anciens n'impliquait très-probablement que le fait d'une condition particulière de l'utérus plus favorable à l'introduction de la matière fécondante et à la création d'un nouvel être. L'analogie établie par Harvey avait un sens tout à fait étranger à la manifestation régulière et périodique des phénomènes ovariens qui lui étaient réellement inconnus. Enfin, la remarque de Kerkringius s'appliquait, selon toute apparence, à quelques faits pathologiques mal interprétés.

Mais il ne me paraît pas en être de même de l'opinion exprimée par Cullen en ces termes : « Comme un certain état des ovaires prépare et dispose les femmes à l'accomplissement de l'acte vénérien à l'approche du moment où les règles doivent apparaître, il est présumable que l'état des ovaires et celui des vaisseaux utérins sont liés l'un à l'autre dans une certaine mesure, et comme en général les signes d'un changement dans les premiers se montrent avant ceux qui dénotent un changement dans les seconds, il est permis d'en conclure que l'état des ovaires contribue beaucoup à exciter les fonctions des vaisseaux utérins. (1) »

Beclard exprimait la même idée, en termes un peu plus généraux dans ses leçons publiques de 1816 à 1820.

(1) Cullen, *Firts lines of the practice of physic.* —1001.

subordination des phénomènes ovariens et du flux catamé-

Mais c'est surtout à John Power, déjà connu par des écrits empreints d'une certaine originalité, qu'appartient le mérite d'avoir développé la pensée de Cullen, en précisant le rôle rempli par les ovaires dans l'accomplissement des phénomènes de la menstruation. Il établit que ce certain état (*certain state*) des ovaires, invoqué mais non défini par Cullen, résultait de la maturation d'un œuf dans ces organes, et comme, selon la pensée de Cullen, cette modification invitait la femme à l'acte vénérien, l'une des deux conséquences suivantes devait avoir lieu : ou l'œuf mûr était fécondé, et alors l'incitation que cette importante modification produisait sur l'utérus y provoquait la sécrétion d'une membrane caduque ; ou, au contraire, l'œuf mûr n'était pas fécondé, et dans ce cas l'utérus *désappointé*, selon l'idée et l'expression originales de l'auteur, ne sécrétait que le sang menstruel. Si de la première de ces deux hypothèses qui, selon nos connaissances actuelles, relativement à la formation de la membrane caduque, manque d'exactitude, on sépare la seconde, qui est vraie, on doit reconnaître que John Power est le premier qui ait formellement exprimé l'opinion qu'un travail d'évolution vésiculaire est la cause provocatrice des éruptions menstruelles.

Cependant ces premières idées ne reposaient sur aucune observation précise, car J. Power n'avait pas encore vu cet œuf auquel son imagination prêtait un rôle si important. Aussi, quoique le travail dans lequel il avait exposé sa pensée offre aujourd'hui le remarquable exemple d'une théorie précédant et préjugeant le fait sur lequel elle devait être fondée plus tard, cette théorie néanmoins ne fut considérée, dans le pays même où elle avait pris naissance, que comme une œuvre originale et presque étrange. Pour que d'une simple vue de l'esprit elle passât à l'état d'une vérité acquise à la science et acceptée par les meilleurs esprits, pour que surtout elle reçût le développement auquel elle était destinée, plusieurs conditions étaient nécessaires. Il fallait d'abord démontrer positivement l'existence des œufs humains ; il fallait prouver ennial constituentles conditions normales de la menstruation.

suite que non-seulement leur maturation, mais leur émission, et avant celle-ci la rupture spontanée des vésicules, coincidaient avec le retour des périodes menstruelles.

Baër, en 1827, résolut la première de ces deux questions. Ce savant et habile observateur découvrit en effet l'ovule des mammifères dans les vésicules de Graaf et en donna une description détaillée. Il assigna ainsi à ces vésicules leur véritable destination, et elles furent dès lors regardées comme les réceptacles des ovules et non plus, ainsi qu'on l'avait cru longtemps, comme les œufs eux-mêmes. Mais la nouvelle théorie était trop peu connue encore pour que Baër ait eu la pensée d'établir un lien quelconque entre cette découverte et les phénomènes de la menstruation.

En 1831 et 1832, le docteur Robert Lee eut l'occasion d'examiner les ovaires de quatre femmes qui avaient succombé pendant ou immédiatement après une époque de règles. Il remarqua que, dans chacun de ces cas, les tuniques propres de l'ovaire et celles d'une vésicule de Graaf offraient les traces d'une déchirure récente et d'une effusion sanguine dans la cavité vésiculaire ouverte. Le docteur R. Lee, publia ces faits en 1834, et il rappela à cette occasion que Cruikshank en avait publié un semblable en 1797, et qu'il en avait conclu qu'un œuf s'était échappé de l'ovaire, avait parcouru la trompe jusqu'à l'utérus et avait été entraîné au-dehors avec le sang menstruel.

Soit que le docteur Robert Lee ne connût pas alors le résultat des recherches de Baër, soit qu'il craignît d'en faire une fausse application, il ne donna pas aux lésions qu'il venait d'observer toute leur signification. Il se contenta d'en conclure que tous les phénomènes de la menstruation dépendaient très-probablement d'une modification particulière qui avait lieu dans les vésicules ovariennes, et en conséquence de laquelle leurs tuniques et celle de l'ovaire subissaient une rupture ; que des observations ultérieures apprendraient si une vésicule entière ou seulement le liquide qu'elle contient étaient expulsés pendant les périodes menstruelles ; que rien

Aussi celui de ces phénomènes qui est extérieur est-il, en gé-

ne prouvait encore qu'un œuf dût s'échapper pendant ces périodes et être transporté par les trompes dans la cavité utérine.

Cependant la nouvelle doctrine avait fait un pas de plus. A la présomption désormais fondée d'un développement vésiculaire, le docteur Robert Lee avait ajouté la connaissance d'un phénomène important, à savoir, la rupture de la vésicule. L'émission de l'ovule ne devait être admise que quelques années plus tard par cet éminent observateur (en 1844).

Tel était l'état de la science en Angleterre sur ce point de physiologie, dans le cours de l'année 1834, et je ne crois pas qu'elle ait fait aucun progrès notable jusqu'à l'année 1838.

A cette époque, M. Négrier me confia, ainsi qu'à plusieurs de mes confrères, un Mémoire qu'il avait présenté six années auparavant à la Société de médecine d'Angers.

L'objet de ce travail était de démontrer l'influence exercée par les ovaires sur le développement de la puberté et sur la fécondité des femmes. En poursuivant cette idée, M. Négrier avait été naturellement conduit à découvrir et à exposer la part que ces organes prennent à la manifestation périodique des règles, et les propositions suivantes, relatives à ce dernier sujet, se déduisaient de son travail : 1° La menstruation comprend, indépendamment de la perte sanguine extérieure, qui n'est elle-même qu'une conséquence, *a.* l'expansion ou l'évolution d'une vésicule de de Graaf; *b.* la rupture de cette vésicule ; *c.* l'émission d'un ovule ; 2° toutes les conditions naturelles ou pathologiques qui suspendent l'évolution vésiculaire, suspendent consécutivement l'apparition des règles.

En émettant ces diverses propositions, M. Négrier avait ajouté aux deux faits déjà acquis à la science (l'évolution vésiculaire et la rupture de la vésicule) celui qui manquait encore, à savoir, l'émission de l'ovule. Il avait donc, quoi qu'on en puisse dire, concouru puissamment et sans savoir qu'il eût des auxiliaires dans un pays voisin, à poser les bases essentielles de la nouvelle théorie de la menstruation. Il avait d'ailleurs l'avantage, au moins sur l'un de ses néral, tout à la fois le résultat et l'indice de l'accomplissement inaperçu des autres.

prédécesseurs, d'avoir fondé sa doctrine, non sur une hypothèse mais sur l'observation de faits nombreux.

M. Négrier n'avait pas, il est vrai, vu de ses propres yeux l'ovule dont il admettait l'émission ; mais cet ovule n'était plus un être abstrait, il était connu et décrit; M. Négrier le savait et il ne se trompait qu'en un point, c'est qu'il avait pris pour l'œuf un corpuscule qui ne l'était point.

Il est évident, toutefois, que l'œuvre n'était pas achevée ; ce sujet obscur et délicat réclamait des études et des recherches ultérieures. Elles devaient avoir pour but, d'abord, de confirmer la nouvelle théorie et d'en rendre la vérité évidente pour tous les esprits ; elles devaient, en outre, éclairer un grand nombre de questions secondaires qui s'y rattachaient.

Quel était le mécanisme de l'expansion vésiculaire? Quelles étaient la cause ou les causes de la rupture de la vésicule? A quelle époque précise des règles cette rupture avait-elle lieu? Etait-elle un phénomène constant de toute période menstruelle? Ce phénomène appartenait-il exclusivement à la menstruation? Quelles modifications locales se produisaient dans la vésicule rompue lorsque l'émission de l'ovule n'avait point été suivie d'une fécondation? Quelles étaient ces modifications quand une fécondation avait succédé à l'émission de l'ovule? Quels changements se produisaient dans la structure de l'utérus pendant l'accomplissement des phénomènes ovariens? Quels rapports existaient entre les phénomènes de la menstruation chez la femme et ceux du rut chez les animaux? Etaient-ils les uns et les autres sous la dépendance d'une loi générale? etc., etc.

Le désir très-naturel d'éclairer ces diverses questions a inspiré de nombreux travaux, dont je vais indiquer les principaux et dont les plus remarquables sont sans contredit ceux de M. Coste, de M. Pouchet et de M. Raciborski.

John Power. *Essays on the female œconomy*. London, 1821.

Cependant cette association et cette subordination ne sont pas constantes, et les deux ordres de phénomènes peuvent se

Cyclopedia of practical medicine, vol. 3, article OVARY, par le docteur Robert Lee, 1834.

Négrier, *Recherches anatomiques et physiologiques sur les ovaires dans l'espèce humaine*. Mémoire communiqué à la Société de médecine d'Angers, en 1831, publié à Paris en 1840.

Gendrin. *Traité philosophique de médecine pratique*, t. II, p. 17, 1839.

Paterson. *Observations on corpora lutea*. 3 Mémoires dans *Edinb. med. and. surg. journ.*, t. 53, p. 49 ; *id.* t. 54, p. 90, *d.* t. 55, p. 395, 1841.

Duvernoy. *Comptes rendus de l'Académie des sciences*, t. XVII, et *Revue zoologique*, 1842.

Raciborski. *De la puberté et de l'âge critique chez la femme, et de la ponte périodique chez la femme et chez les mammifères* Paris, 1844.

Bischoff. *Gazette méd. de Paris*, 1843, p. 477, et *Annales des sciences naturelles*, 3e série, Zoologie, t. II, p. 104, 1844.

Coste. *Histoire générale et particulière du développement des corps organisés*, t. Ier, 1er et 2e fascicules, 1847-1849.

Courty. *De l'œuf et de son développement dans l'espèce humaine*. Montpellier, 1845.

Pouchet, *Théorie positive de l'ovulation spontanée et de la fécondation des mammifères et de l'espèce humaine*. Mémoire couronné par l'Institut en 1845 , publié en 1847.

Tyler Smith. *Parturition and the principles and practice of obstetrics*. London, 1849.

Indépendamment des ouvrages qui précèdent, le journal anglais *The Lancet* a publié plusieurs articles sur la nouvelle théorie de la menstruation, et donné place à une polémique assez vive qui s'est engagée sur le même sujet.

Voy. *The Lancet*, 4 mars 1843 et 7 décembre 1844, 2 Mémoire, de M. Girdwood, relatifs à la nouvelle théorie de la menstruation.

montrer indépendants. Il est certain, ainsi que je le rappellerai ailleurs (1), que les modifications vésiculaires peuvent être provoquées en dehors des périodes cataméniales, soit par des excitations sexuelles, soit par d'autres causes, sans qu'aucun flux sanguin extérieur les accompagne ou les suive. Il est, par exemple, extrêmement probable que ces modifications ont lieu périodiquement et constituent seules la menstruation chez un petit nombre de sujets. Il en est ainsi, selon toute apparence, chez certaines femmes qui, n'étant pas réglées et n'éprouvant chaque mois que les malaises précurseurs d'une éruption menstruelle, n'en sont pas moins fécondes.

D'une autre part, le *molimen* hémorrhagique et l'écoulement sanguin consécutif peuvent se manifester indépendamment de toute influence provocatrice des ovaires et sous la seule et puissante influence de l'habitude et de la périodicité. Il est bien probable que les menstrues régulières qui ont lieu après l'âge de 40 ou 45 ans, chez un grand nombre de femmes, presque toujours inféconds à cet âge, sont souvent indépendantes de toute évolution vésiculaire. Il est à peu près certain que ce n'est pas une modification de ce genre qui provoque les apparitions menstruelles périodiques qui sont quelquefois observées chez des femmes atteintes d'altérations graves et profondes des deux ovaires. Il est incontestable, enfin, que les phénomènes ovariens sont tout à fait étrangers aux éruptions menstruelles que des émotions morales, vives et soudaines, provoquent souvent avant l'époque à laquelle elles étaient attendues.

Id. 1848, t. Ier, p. 200, une leçon du docteur Tyler Smith, et une indication d'un travail du docteur Ritchie, et d'un autre du docteur Laycock, sur le même sujet.

(1) Article FÉCONDATION.

CAUSES DE LA PÉRIODICITÉ DES RÈGLES.

On a longtemps cru, et quelques personnes croient probablement encore, que les retours des règles sont subordonnés au cours de la lune, et que chaque révolution menstruelle suit le mois lunaire ; cette opinion n'est certainement pas fondée. Il est probable, ainsi que l'a fait observer Haller, que si la lune exerçait une influence réelle sur la menstruation, cette influence varierait selon la distance variable à laquelle la lune est de la terre, et qu'elle ne serait pas la même à son périgée et à son apogée. L'observation ne démontre pas ces influences différentes. D'ailleurs, les faits que j'ai invoqués plus haut pour prouver que les intervalles qui séparent les périodes menstruelles ne sont pas ordinairement d'un mois lunaire, mais de trente jours, et d'autres que j'exposerai plus loin, et qui prouvent qu'il n'est pas un seul jour dans le cours d'un mois où des femmes ne soient réglées ; ces faits autorisent certainement à rejéter cette prétendue influence ; j'ajouterai que M. Brierre de Boismont a pris la peine de démontrer par une statistique spéciale que les retours périodiques des règles sont complétement indépendants des différentes phases lunaires (1). Je ne m'y arrêterai pas davantage.

Gall a pensé que les retours périodiques des menstrues étaient réglés par une loi générale, qui les renfermait dans les limites de deux époques différentes et distinctes, de telle sorte que toutes les femmes pouvaient être, sous ce rapport, partagées en deux classes.

Celles qui appartiendraient à la première, seraient réglées

(1) Brierre de Boismont, *De la menstruation*, page 128 et suivantes.

ensemble, et huit jours constitueraient l'espace de temps qui leur serait dévolu. A ces huit jours succéderait une période nouvelle de dix ou douze jours, pendant lesquels un petit nombre de femmes seraient exceptionnellement réglées, puis commencerait une nouvelle série de huit jours, consacrée à la seconde grande classe, et dont tous les individus seraient réglés aussi dans l'espace de huit jours. Enfin, dans le cas où il arriverait à quelques femmes d'être, par quelque cause accidentelle, réglées à une époque qui n'appartiendrait pas à l'une des deux grandes périodes menstruelles, elles seraient graduellement ramenées à celle qui leur était propre. Cette loi, selon Gall, serait commune à tous les pays, et les deux périodes principales y seraient les mêmes, en sorte que les femmes de l'une et de l'autre classe seraient réglées en même temps dans les différentes contrées. Cette opinion, assez extraordinaire et qui peut paraître fondée au premier abord, si on ne la soumet qu'au contrôle d'un petit nombre de faits, sera certainement reconnue inexacte, si, pour en apprécier la valeur réelle, on s'aide d'observations nombreuses et recueillies avec soin.

Haller a supposé que la périodicité des règles dépendait du temps nécessaire à la réparation du sang perdu à chaque époque menstruelle, et il exprime son opinion dans les termes suivants : « les vaisseaux distendus avant la perte sanguine, sont occupés ensuite par une humeur tenue, et il y a un repos de quelque durée ; mais dans un espace de temps assez uniforme, le sang perdu se reproduit, les vaisseaux sont de nouveau remplis, et les mêmes causes provoquant les mêmes effets, le sang afflue vers la matrice, et une nouvelle exhalation sanguine a lieu. »

La périodicité des retours menstruels dépend donc, selon Haller, de l'uniformité des intervalles nécessaires à la réparation du sang. Aussi ces retours devront-ils être plus rapprochés, si la réparation est plus prompte, ou si la perte a été peu abondante, et plus éloignés au contraire, si une grande quantité de sang a été perdue.

Trop de raisons et trop de faits déposent contre la théorie ingénieuse de Haller, pour qu'il soit nécessaire de la discuter. D'ailleurs, l'afflux périodique du sang vers l'utérus n'est pas plus une cause que l'émission sanguine elle-même; c'est déjà un effet, et ce qu'il s'agit de découvrir et d'indiquer, c'est l'influence en vertu de laquelle cet afflux et la perte sanguine consécutive ont lieu périodiquement. Or, il est évident que cette périodicité est liée aux phénomènes ovariens. J'ai déjà dit, en traitant la question précédente, que les règles existent parce que certaines modifications vésiculaires les provoquent, et j'ajouterai maintenant, pour en finir avec la seconde question, que les règles reviennent périodiquement parce que ces modifications sont elles-mêmes périodiques.

DES CAUSES DE LA PREMIÈRE APPARITION DES RÈGLES.

Après ce qui a été dit précédemment des relations qui existent entre l'évolution des vésicules de Graaf et l'hémorrhagie menstruelle, il est évident que rechercher les causes sous l'influence desquelles cette hémorrhagie se produit pour la première fois à une certaine époque de la vie, c'est rechercher la cause des premiers phénomènes maturatifs qui se manifestent dans les ovaires ; or, cette cause n'est autre que la faculté inhérente aux organes génitaux, d'entrer plus tôt ou plus tard en exercice. C'est, en un mot, la constitution physiologique de ces organes.

La première manifestation des règles ayant lieu le plus souvent entre la douzième et la seizième année révolues, ce fait doit être considéré tout à la fois comme la conséquence et comme l'expression de la constitution physiologique prédominante de l'appareil génital dans l'espèce humaine. Mais cette constitution n'est que prédominante, elle n'appartient pas à l'universalité des sujets, et elle présente, au contraire, des variétés individuelles, nombreuses et tranchées, que je rappellerai plus loin.

La constitution particulière et la vitalité propre des organes génitaux, sont donc les causes déterminantes essentielles de l'époque à laquelle apparaissent les premiers phénomènes de la menstruation. Cependant cette constitution elle même et cette vitalité ne peuvent-elles pas être soumises à l'empire de certaines conditions? Cela est très-probable, et des circonstances assez nombreuses ont été considérées comme capables de hâter et de retarder la première apparition des règles; ce sont : le climat, la lenteur ou la rapidité du développement physique, la force ou la délicatesse de la santé, l'excitation prématurée des sens ou leur repos complet, le séjour habituel des grandes villes ou celui de la campagne, le développement prématuré des facultés intellectuelles ou l'inculture de l'esprit.

L'influence des climats sur l'époque à laquelle apparaissent les premiers témoignages de la puberté, a été de tous temps regardée comme l'une des plus certaines et des plus puissantes. Cette influence est, en effet, prouvée par des observations multipliées et authentiques, mais il est certain qu'elle a été fort exagérée. Selon Haller, les filles indigènes des contrées méridionales de l'Asie, seraient nubiles à l'âge de neuf ans, et deviendraient mères une ou deux années après ; la puberté serait même plus précoce encore dans ces contrées, au dire de quelques auteurs qui n'ont pas craint d'assurer que les filles y étaient nubiles à quatre ans et mères à huit ans (1), d'une autre part, on s'accorde généralement à penser que la puberté est beaucoup plus tardive dans les pays froids, et qu'en Suède, en Norwége et en Russie, par exemple, les filles ne sont pubères qu'à l'âge de 18, 20 ou 24 ans. Ces opinions consignées dans de nombreux écrits ont été, jusqu'à ces dernières années, à peu près les seules que la science ait acceptées. Cependant ces opinions étaient erronées, et si elles ont trop longtemps prévalu, c'est que l'éloignement, les habitudes, les préjugés religieux et sociaux, enfin l'imperfection et la presque nullité des administrations publiques dans les contrées à l'égard desquelles ces erreurs étaient répandues, se sont opposées à ce que des notions plus exactes fussent obtenues et publiées.

Il résulte de recherches récentes et de témoignages dignes de foi, que l'âge moyen de la puberté est de 12 ans et quelques mois dans les parties les plus méridionales de l'Asie, sous des latitudes comprises entre le 10e et le 23e degré; de 15 à 16 ans dans notre climat tempéré, et enfin de 16 à 17 ans dans les pays les plus septentrionaux, sous des latitudes comprises entre le 50e et le 70e degré. Telles sont les trois différentes périodes de la vie où se montrent communément les premiers indices de la puberté sur les différents points du globe.

Les climats influent donc sur la manifestation tardive ou précoce des menstrues, et s'il y a loin des effets de cette influence à ceux qui avaient été annoncés par Haller, sur la foi des auteurs qu'il a cités, on ne saurait cependant en contester la réalité. La table ci-jointe ne permet aucun doute à cet égard, elle démontre, en effet, que l'âge moyen

(1) HALLER, *Elem. phys.*, liv. 28, § 2, texte et notes.

de la première apparition des menstrues, varie selon la température, et elle met surtout en évidence les époques prédominantes auxquelles elles apparaissent. Chaque climat semble en effet avoir les siennes propres. A l'âge de 15 ans, la menstruation est déjà établie chez plus des cinq sixièmes des filles, dans les contrées méridionales de l'Asie, elle ne l'est au même âge que chez un peu plus de la moitié des sujets, dans les climats tempérés, elle l'est enfin chez un sixième seulement, dans les climats froids (1).

(1) Première apparition des règles observée chez 600 sujets sous différents climats :

	Pays chauds. — ASIE MÉRIDIONALE.	*Pays tempérés.* — FRANCE.	*Pays froids.* — RUSSIE SEPTENTRIONALE.
Age.	Nombre de femmes réglées pour la première fois.		
à 8 ans	3	0	0
9	9	2	0
10	19	8	1
11	86	26	3
12	148	42	6
13	135	64	18
14	96	82	56
15	52	99	114
16	25	96	114
17	16	76	90
18	3	50	78
19	3	25	56
20	2	18	33
21	1	6	17
22	1	3	10
23	1	1	8
24	0	2	1
	AGE MOYEN. 12 ans, 11 mois, 21 jours.	AGE MOYEN. 15 a., 3 m., 17 j.	AGE MOYEN. 16 a., 7 m., 27 j.

L'influence des climats sur la manifestation de la puberté, n'a été en général comparativement étudiée que sous des latitudes très-distantes les unes des autres, et je viens de dire que, même dans ces conditions, cette influence est plus limitée qu'on ne l'avait cru. Cependant on a pensé qu'il était possible d'en observer les effets sous des latitudes plus rapprochées, et qu'une différence de dix degrés, par exemple, pouvait produire à cet égard des résultats sensibles encore. Cette opinion a été défendue par un observateur distingué, M. le docteur Marc d'Espine ; mais, pour qu'elle pût être acceptée, il faudrait qu'elle fût établie sur des faits beaucoup plus nombreux et plus probants que ceux qu'il a publiés (1). Quand il s'agit de démontrer, non plus des différences notables mais des nuances, les éléments de la démonstration doivent être non-seulement très-multipliés, mais encore dégagés de tout ce qui peut en diminuer la valeur.

J'ai dit que l'opinion exprimée par Haller et admise par la plupart des physiologistes relativement à l'extrême précocité de la menstruation dans les pays chauds, et dans l'Inde en particulier, n'est évidemment pas justifiée par l'observation ; j'ajouterai maintenant qu'elle a été très-probablement le résultat d'une induction erronée.

D'après une loi religieuse très-ancienne et qui est en général très-scrupuleusement observée dans la plus grande partie de l'Hindoustan, les filles doivent être fiancées à l'âge de huit ans et avant qu'elles soient pubères. Cette première cérémonie, qui ne constitue qu'un premier engagement, est suivie d'une seconde ; c'est celle du mariage définitif, qui n'a lieu qu'après la manifestation des premiers indices de la

(1) *Archiv. de médecine*, t. IX, 2e série.

puberté. Il est indubitable que les auteurs dont Haller a invoqué les témoignages et adopté l'opinion ont conclu des fiançailles à l'apparition précoce des premières menstrues. Et, en effet, c'est précisément l'âge auquel la loi prescrit le premier mariage des filles, qu'ils ont indiqué comme celui du développement de la puberté (1).

On n'a presque généralement vu dans l'influence des climats sur le développement de la puberté que l'action directe de la température, et non la constitution propre des individus qui vivent sous ces climats; on a en conséquence admis que la première éruption des règles n'a lieu plus tôt ou plus tard dans les différentes contrées du globe qu'en raison du degré de chaleur ou de froid qui y prédomine. M. Marc d'Espine, après beaucoup d'autres, a particulièrement soutenu cette opinion dans le travail que j'ai cité; M. Roberton, au contraire, a supposé que l'influence de la race était plus puissante que celle de la température. La question que soulèvent ces opinions différentes mérite d'être examinée.

Si la race exerce, en effet, quelque influence sur le développement de la puberté, ce ne peut être évidemment que par la constitution et la vitalité propres des organes génitaux. Or, la race, ainsi considérée, existe-t-elle en réalité, et son influence est-elle indépendante de celle qu'exerce la température? Il serait très-difficile de résoudre cette question si on ne pouvait l'étudier qu'au sein de la population indigène et fixe d'un pays donné. En effet, si l'influence du climat et celle de la race s'y exercent simultanément, elles y sont tellement associées et même confondues, qu'il est à

(1) Les expressions même de Haller témoignent de cette confusion; il dit : Ea præcocitas nostris in terris rara, in calidis Asiæ regionibus ex solita lege naturæ est ut anno octavo *nubant*.

peu près impossible de les distinguer et d'apprécier leur importance respective; mais cette appréciation devient possible quand ces influences sont accidentellement séparées : c'est ce qui arrive lorsque des filles nées dans un pays chaud sont transportées fort jeunes dans une contrée froide ou tempérée, et réciproquement lorsque des filles nées dans l'une de ces dernières sont transportées longtemps avant l'âge de la puberté sous un climat chaud. L'influence du climat et celle de la race peuvent être alors opposées et conséquemment très-distinctes. Eh bien ! l'on observe que, soustraites à l'action de leur climat naturel, les jeunes filles conservent à l'égard de la menstruation les conditions de vitalité génitale qui semblent appartenir à la contrée dont elles sont originaires; le premier indice de la puberté apparaît chez elles à l'âge où il se serait manifesté dans leur propre pays. J'ajouterai même qu'il n'en sera pas autrement pour leur descendance, au moins pendant les premières générations. On doit donc reconnaître que l'influence de la race est très-réelle; mais cette influence n'exclut point celle de la température (1).

(1) Il est vrai que, pour démontrer l'influence directe de la température sur la première manifestation des règles, on s'est souvent autorisé d'un fait emprunté au docteur Charles Clarke.

Une jeune fille ayant été transportée à l'âge de six ans dans les Indes-Orientales, y devint réglée à neuf ans, et le fut régulièrement pendant trois mois. Cependant le retour de cet enfant sous un climat tempéré ayant eu lieu peu de temps après, les règles se suspendirent, et au moment où le docteur Charles Clarke publiait ce fait, elles n'avaient pas encore reparu. La jeune fille avait douze ans.

Ce fait isolé, et dont le récit est dépourvu de détails indispensables, pourrait trouver son explication très-naturelle dans une foule

En effet, comme la constitution des organes génitaux, au point de vue de la menstruation, varie selon les pays, et comme chaque climat semble en avoir une qui lui est propre, il est très-permis de penser qu'elle est le résultat de l'action lente et continue de la température sur l'organisme. Le climat et la race, le premier comme agent essentiel, la seconde comme intermédiaire indispensable, influent donc simultanément sur le développement précoce ou tardif de la puberté. Quelque puissante que soit néanmoins l'influence du climat, les developpements qui précèdent et les tables que j'y ai ajoutées démontrent que cette influence rencontre partout des organisations rebelles, et qu'elle ne peut, en aucune contrée, maintenir rigoureusement les premières manifestations de la puberté entre deux limites d'âge rapprochées. C'est ainsi que, sous une même latitude, de premières éruptions menstruelles ont lieu à un âge fort éloigné de celui qui représente la règle commune; et tels sont le nombre et l'importance de ces exceptions, que si l'on trace en quelque contrée du globe que ce soit une échelle d'âge commençant à neuf ou dix ans et finissant à vingt-trois ou vingt-quatre, il n'y aura peut-être aucun de ses degrés où ne se placent

de causes et surtout dans cette seule circonstance d'un changement de lieu même en faisant abstraction de la différence des climats. Il ne saurait donc avoir réellement la signification qui lui a été prêtée, et l'on peut à bon droit lui opposer les résultats suivants :

Dans le gouvernement de Calcutta, une école a été créée, dans laquelle sont élevées deux cents jeunes filles anglo-indiennes, originaires de parents anglais; quoiqu'elles vivent et soient nées sous ce climat, elles n'en sont pas moins réglées en général pour la première fois à l'âge de seize ans à peu près, et par conséquent à un âge plus avancé que les jeunes filles indiennes.

(*The Edimb. med. and surg. journal*, t. 64, p. 427.)

quelques cas exceptionnels de première apparition des menstrues.

La lenteur ou la rapidité du développement physique, la force ou la délicatesse de la santé paraissent être, après les climats, les circonstances qui exercent, sur l'apparition des premiers signes de la puberté, l'influence la moins contestable. Ainsi, il est certain que la plupart des filles dont la menstruation est hâtive sont remarquables par la vigueur de leur santé et la précocité de leur développement ; il est également certain qu'une santé débile et un développement physique évidemment en retard ont presque toujours pour conséquence une menstruation tardive. Il est vrai que des cas contraires se présentent parfois ; qu'ainsi une menstruation précoce peut être observée chez des sujets peu développés et d'une santé délicate, et une menstruation tardive chez des filles fortement constituées et d'une santé robuste ; mais ces faits exceptionnels n'infirment pas la règle.

L'excitation prématurée des organes sexuels a été indiquée comme exerçant une influence sur le développement de la puberté. Le raisonnement et l'observation paraissent prouver que cette influence est réelle. Il n'est pas douteux que la présence et le concours du mâle chez les animaux ovipares accélèrent et multiplient la maturation des œufs et leur expulsion ; que la même cause produit un effet analogue chez les mammifères, qu'enfin l'excitation des organes sexuels, lorsqu'elle a lieu dans l'intervalle des règles chez une femme adulte, peut provoquer les phénomènes ovariens qui précèdent ordinairement les menstrues ; il est donc permis de penser que la même excitation chez une fille encore impubère peut hâter la première manifestation de ces phénomènes, ainsi que la congestion utérine et le flux sanguin extérieur, qui en sont les conséquences. Grâce à nos habitudes et à notre législation, des rapports sexuels, avant l'âge de la puberté, sont trop rares ou trop peu connus dans notre pays pour qu'ils puissent éclairer la présente question. Mais il n'en est pas de même dans certaines contrées de l'Asie méridionale. Il résulte, en effet, des recherches que j'ai précédemment citées, que dans l'Indoustan, par exemple, si les mariages que la loi et l'usage autorisent avant la puberté n'entraînent pas nécessairement les effets d'une union conjugale, ils ne les excluent point cependant, et que même ils les permettent. On peut donc considérer la consommation du mariage dans l'Indoustan comme très-commune avant l'âge de la puberté, et, selon toute apparence, ces unions prématurées ne sont pas étrangères à la manifestation précoce de la puberté. Une circonstance remarquable donne quelque poids à cette présomption, c'est que ce ne serait pas dans la partie la plus méridionale de l'Asie que l'apparition très-hâtive des règles serait le plus souvent observée. Ainsi l'âge moyen de cette première apparition serait de 12 ans et quelques mois dans le Bengale, sous une latitude intermédiaire entre le 20e et le 25e degré, et il serait de 14 ans dans le Deckan, à Bombay et à Bangalore, sous une latitude intermédiaire entre le 5e et le 10e degrés, par conséquent sous un climat plus chaud ; mais, dans la première de ces contrées, l'usage autorise le mariage des filles avant l'âge de la puberté, et tout porte à croire qu'il n'en est pas ainsi dans la seconde (1). D'un autre côté, l'absence de ces rapports sexuels avant la première apparition des règles paraît produire un effet inverse, car on a observé que, dans ce cas, elle

(1) *The Edimb. med. and. surg. journal*, t. 64, p. 428.

L'auteur du travail que je viens de citer, M. Roberton, de Manchester, ayant été frappé de ce qu'il y avait d'exagéré dans les

est retardée (1). Telle est, selon M. Roberton, l'influence de cette cause sur la manifestation précoce de la menstruation, qu'il la croit beaucoup plus puissante que celle du climat. Cette opinion est probablement exagérée, car les exemples de puberté précoce sont communs dans tous les pays chauds, quelles que soient les coutumes des peuples qui les habitent; mais on ne doit pas la considérer comme dénuée de tout fondement.

La richesse et la pauvreté paraissent influer aussi sur la première manifestation des règles, l'une en la hâtant,

opinions relatives à l'influence de la température sur le développement de la puberté, entreprit de rectifier cette erreur. Mais cédant un peu trop à cette première impression, il pêcha peut-être, par une exagération contraire en contestant presque la réalité de cette influence. Néanmoins, en raison des recherches persévérantes auxquelles il s'est livré et des informations nombreuses et utiles qu'il est parvenu à recueillir et à publier, M. Roberton doit être considéré comme ayant contribué plus que personne à dissiper les idées erronées qui ont si longtemps eu cours dans la science à l'égard des premières manifestations de la puberté dans les différentes contrées du globe. On doit donc regretter que les articles pleins d'intérêt que ce médecin instruit et judicieux a publiés dans le *Journal de médecine et de chirurgie* d'Edimbourg, aient été l'objet d'un examen superficiel et d'un jugement presque sévère et certainement immérité de la part de quelques-uns de nos compatriotes.

(1) Il est d'usage dans ce pays (l'Indoustan) qu'après nos mariages prématurés, la jeune fille ayant atteint l'âge de neuf ans environ, soit de temps en temps envoyée chez son mari, à moins que celui-ci n'habite un lieu trop éloigné; nous remarquons que quand l'éloignement du mari s'oppose à ces entrevues, la première manifestation des règles est ordinairement retardée. Communication du docteur Webb à M. Roberton. *The Edinb. med. and. surg. journal*, t. 64, p. 258.

l'autre en la retardant. Il n'est pas douteux que les jeunes filles élevées dans l'aisance deviennent, en général, pubères à un âge moins avancé que les filles élevées dans la pauvreté et à plus forte raison dans la misère. La menstruation s'établit, en effet, le plus souvent, chez les premières, vers l'âge de 14 ans, et chez les secondes, ainsi que je l'ai dit, à l'âge de 15 ans et quelques mois. Cette différence peut sans doute dépendre en partie des différences nombreuses d'habitudes, d'éducation, d'habitation, que l'aisance ou la pauvreté comportent; mais elle me paraît devoir être attribuée surtout à une cause dont l'influence sur l'activité des organes génitaux est démontrée par l'observation; je veux parler du régime alimentaire, qui est abondant et substantiel dans une de ces conditions et à peine suffisant et surtout peu nutritif dans la condition opposée.

J'ai dit plus haut que le séjour habituel des villes ou celui de la campagne, le développement prématuré des facultés intellectuelles ou l'inculture de l'esprit ont été considérés comme capables de hâter ou de retarder la première apparition des règles. J'ajouterai qu'on a cru découvrir en outre une relation manifeste entre l'apparition précoce ou tardive des menstrues et certaines conditions de stature, de tempérament et de complexion (1). Je ne saurais contester d'une manière absolue ces influences et ces relations; cependant je ne crois pas que leur importance et même leur réalité aient été démontrées. ette démonstration est d'ailleurs difficile, car elle exigerait que l'action problématique des circonstances dont il s'agit fût complètement dégagée de l'influence plus réelle des causes qui viennent d'être étudiées, et il ne me paraît pas que cette indépendance ait été dé-

(1) Brierre de Boismont, *loc. cit.*

montrée dans les recherches qui ont été entreprises à ce sujet.

On peut conclure de ce qui précède :

Que l'âge auquel a lieu la première apparition des règles est essentiellement déterminé par la constitution et la vitalité propres de l'appareil génital et des ovaires en particulier ;

Que cette constitution et cette vitalité peuvent être néanmoins modifiées par les climats, la constitution et la santé générale des sujets, les excitations génitales prématurées ou tardives, l'opulence ou la pauvreté, et, à ce titre surtout par la nature du régime alimentaire ;

Qu'enfin il n'est pas impossible qu'elles soient influencées par d'autres causes encore, mais que ces influences n'ont pas été jusqu'à présent le sujet d'une étude assez sérieuse pour qu'on puisse les considérer comme démontrées.

CAUSE DE LA SUPPRESSION NATURELLE ET DÉFINITIVE DES RÈGLES.

Les modifications vésiculaires périodiques qui s'étaient reproduites régulièrement se ralentissent et se suspendent parfois à l'âge où les règles doivent bientôt cesser de paraître. Quelques observations cadavériques ont paru démontrer, en effet, que l'absence de toute évolution vésiculaire récente coïncide avec la suppression des menstrues ; la suspension des phénomènes ovariens doit donc être considérée comme prenant une certaine part à la suppression naturelle et définitive des mentrues ; mais je crois que cet important phénomème ne résulte pas exclusivement d'une cause aussi locale.

Au moment où la ménaupause se prépare, les fonctions des

organes génitaux touchent à leur termes, la vitalité de ces organes s'affaiblit graduellement, la circulation y devient moins active et moins régulière, et cet affaiblissement progressif de la vie génitale, coïncidant avec le ralentissement et l'imperfection des modifications vésiculaires, est certainement la cause la plus puissante des irrégularités de la menstruation, si communes à cette époque de la vie, et elle l'est consécutivement de la suppression définitive des règles.

DES CONDITIONS GÉNÉRALES DE LA NUBILITÉ.

Les premiers phénomènes de la puberté se manifestent ordinairement chez la femme à un âge où le développement physique et moral n'est pas encore complet. Quelques-unes de ces jeunes filles chez lesquelles ces phénomènes apparaissent pour la première fois offrent une grande partie des caractères de l'enfance; la plupart sont des adolescentes qui n'ont encore aucune des apparences de la femme adulte. Presque toutes, enfin, seraient incapables de supporter, sans préjudice pour leur santé actuelle et pour leur développement ultérieur, l'épreuve longue et pénible de la procréation; aussi, sauf des exceptions qui ne sont pas rares. il est vrai, la plupart des jeunes filles au moment où elles deviennent pubères ne sont pas aptes à subir les conséquences naturelles du mariage, en un mot, elles ne sont pas *nubiles*. Pour qu'elles le deviennent il faudra que leur croissance se soit achevée, que leur corps ait plus de vigueur, et que leur intelligence puisse suffire non-seulement à la direction de leur propre conduite, mais à l'accomplissement des nombreux devoirs d'une maternité future.

L'observation a depuis longtemps appris que des reproductions prématurées chez les animaux ont pour résultat à peu près constant la détérioration de l'espèce.

Ces reproductions sont probablement peu communes dans l'état sauvage ou à demi sauvage, parce que cette condition même y rend la puberté plus tardive, et parce que les mâles, obéissant à une impulsion instinctive et en quelque sorte providentielle dédaignent les femelles jeunes et faibles et en recherchent de plus âgées et de plus robustes.

Mais il n'en est plus ainsi lorsque la domesticité, cette civilisation des animaux, en leur procurant une nourriture plus abondante et en les préservant de l'inclémence des saisons, hâte chez eux les manifestations de la puberté. Il arrive trop souvent alors que la cupidité et l'inintelligence de leurs possesseurs les fassent servir à la reproduction, bien avant que leur développement physique soit achevé. Or, l'on voit dans ces circonstances les qualités de taille, de forme et de vigueur décliner graduellement et se perdre.

Aussi ces reproductions prématurées, qui compromettent la beauté et l'énergie des races sont-elles proscrites dans toute exploitation agronomique soumise à une direction intelligente et éclairée; les animaux n'y sont employés à la a multiplication que quand ils ont dépassé de quelques années (le nombre en est variable selon les espèces) l'âge auquel les premiers témoignages de leur faculté génératrice s'étaient manifestés, et dans tous les cas seulement après qu'ils ont acquis le développement et la force propres à l'âge adulte. Grâce à cette industrie prévoyante, il y a donc en quelque sorte pour ces animaux une puberté et une nubilité.

L'espèce humaine n'échappe pas plus que les animaux domestiques aux conséquences fâcheuses d'un exercice anticipé des fonctions génitales dans les pays où les mœurs ni les lois ne s'opposent à des unions prématurées et dans lesquels elles sont au contraire tolérées et pratiquées; ces unions exercent sur la reproduction une influence également funeste et l'on s'accorde à penser qu'elles y contribuent pour une grande part à la dégradation morale et physique des peuples qui les habitent

L'étude sérieuse de ces résultats a vivement préoccupé les philosophes et les hommes d'état, et ils ont cherché les uns par leurs écrits, les autres par l'autorité de la loi, les moyens de les prévenir.

Evidemment il y en avait un surtout, c'était d'appliquer aux sociétés civilisées les dispositions prévoyantes que l'intérêt privé bien entendu a imaginées pour prévenir la décadence des races. C'est aussi ce qui a été fait depuis longtemps et ce dont témoignent des prescriptions législatives d'une date très-éloignée et des coutumes dont l'autorité était presque égale à celle de la loi. C'est ainsi que, chez les anciens peuples de la Germanie, les filles n'étaient considérées comme nubiles qu'à l'âge de dix-huit ans révolus, et les hommes à vingt ans. Les historiens romains ont attribué à cette coutume la force physique et l'esprit de liberté qui distinguaient les habitants de cette contrée.

Le droit romain et le droit canonique, originaires de la Grèce et de l'Italie, et dont les dispositions ont été longtemps suivies en France, avaient fixé à douze ans accomplis l'âge auquel les filles pouvaient contracter mariage. Une loi du 20 septembre 1792 recula cet âge d'une année et le fixa en conséquence à treize ans. L'article 144 du Code civil, qui régit aujourd'hui la matière l'a reculé de deux années encore, et il établit en ces termes l'âge auquel commence la nubilité légale : « L'homme avant dix-huit ans révolus, la femme avant quinze ans révolus ne peuvent contracter mariage. »

Il est évident que le droit romain, le droit canonique et même le Code civil ont fixé la nubilité légale des filles à un âge ordinairement très-rapproché de celui auquel apparaissent dans notre climat les premiers indices de la puberté, et qu'ils ont à peine tenu compte des conditions générales de développement et de force nécessaires à l'accomplissement profitable et inoffensif des fonctions génératrices.

C'est que le législateur n'a voulu apporter à la réalisation d'un acte aussi important pour les familles que le retard strictement exigible dans l'intérêt général de la société. D'ailleurs il a dû avoir égard aux cas possibles dans lesquels le développement physique suivrait exceptionnellement une marche rapide et serait achevé, ou très-près de l'être, à l'âge auquel il a fixé le commencement de la nubilité. Il faut observer enfin que la loi s'est bornée à poser la limite en deçà de laquelle l'homme et la femme ne pourraient pas contracter mariage; elle a donc laissé aux intéressés eux-mêmes ou à leurs familles la liberté de déterminer selon leurs convenances, ou d'après les circonstances nombreuses et diverses qui peuvent influer sur une telle décision, l'âge auquel les filles peuvent se marier. Or, quel doit être cet âge en général?

Les auteurs qui se sont occupés de cette question me paraissent lui avoir donné la solution la plus conforme à l'intérêt des familles et à celui de la société en indiquant l'âge de 20 à 21 ans comme celui auquel il conviendrait de marier la plupart des filles. C'est à cet âge, en effet, que sont ordinairement acquises les qualités du corps et de l'esprit qui sont nécessaires à la constitution probablement prochaine d'une famille.

La raison me semble parfaitement justifier cette indication, et elle peut d'ailleurs s'autoriser de l'expérience d'un pays remarquable par la force et l'énergie de la race qui y prédomine, je veux parler de l'Angleterre. Il est certain que les habitudes et l'éducation de l'enfance s'y prolongent pour les filles jusqu'à un âge beaucoup plus avancé qu'en France, et que la plupart d'entre elles ne se marient qu'après avoir atteint et souvent même après avoir dépassé la vingtième année.

CHAPITRE TROISIÈME.

COPULATION. — FÉCONDATION. — CONCEPTION.

Les fécondations artificielles et des observations incontestables dans l'espèce humaine démontrent de la manière la plus péremptoire, que l'orgasme génital n'est point indispensable *chez la femme* à l'accomplissement de la conception. L'étude de la *copulation* envisagée dans la part importante dévolue à l'homme peut donc offrir un grand intérêt au physiologiste, et des travaux remarquables en tête desquels il faut placer le mémoire de Kobelt, témoignent en effet combien, dans ces dernières années, la question a préoccupé les esprits. Il n'en est pas de même assurément du coté de la femme. On peut dire avec vérité qu'elle subit plutôt la fécondation qu'elle n'y participe, au moins dans l'acte fonctionnel initial, dont le but définitif est de la produire.

A ce titre, l'examen de cet acte ou de la *copulation* n'offre à l'accoucheur qu'un intérêt très-secondaire, mais il n'en est pas de même de son résultat ou de la fécondation et de la conception qui va nous occuper immédiatement.

Au moment où il s'échappe de l'ovaire, sous l'influence de l'excitation spontanée ou sollicitée de cet organe, l'ovule est un corps organisé et vivant, mais sa vitalité est très-restreinte. Si elle restait en effet renfermée dans ces premières limites, elle se bornerait à le rendre capable de subir quelques changements insuffisants pour la procréation, et après l'accomplissement desquels la vie s'y éteindrait rapidement. En conséquence, pour que l'ovule acquière la faculté de parcourir les différentes phases de l'évolution à laquelle il est destiné, il faut que sa vitalité première reçoive un surcroît d'activité et d'énergie spéciales : cette modification importante est produite par la fécondation.

La fécondation exige le concours simultané des deux sexes, l'union de l'homme et de la femme, et dans ce concours nécessaire qui constitue la *copulation*, chacun d'eux fournit, pour la fécondation, un élément distinct et qui lui est propre. L'élément masculin est le *sperme*, l'élément féminin est *l'ovule*; c'est du contact et de la fusion de ces deux éléments que résulte la *fécondation*. Lorsque l'ovule a reçu l'impression germinative du sperme, on dit qu'il est fécondé et que la femme dans les organes de laquelle ce phénomène s'est accompli, a conçu. Ainsi l'homme féconde et la femme conçoit, le sens de ces deux expressions employées souvent comme synonymes n'est donc pas exactement le même.

L'étude de la fécondation comprend celles : 1° des deux éléments qui y concourent ; 2° du mode selon lequel s'opèrent leur union et leur fusion ; 3° du lieu dans lequel cette union s'accomplit ; 4° du temps nécessaire pour cette union. Ces diverses circonstances de la fécondation justement exposées dans les traités de physiologie avec tous les développements qu'elles comportent, ne le seront ici que dans la mesure nécessaire à l'éclaircissement de quelques questions qui se présentent dans l'étude et dans l'exercice de l'art des accouchements.

Le sperme est un liquide épais, visqueux, blanchâtre dont l'odeur particulière a été comparée à celle qu'exhale la râpure d'os et qui peut l'être avec autant de raison, ainsi que nous le dirons plus loin, à celle de l'eau de l'amnios, quand cette odeur est bien développée. Il est soluble dans l'eau et dans les acides et se coagule par l'alcool. Le sperme est toujours mêlé à une certaine quantité de mucus uréthral et à d'autres liquides sécrétés dans des organes dont les canaux excréteurs s'ouvrent dans l'urèthre. Ces liquides sont probablement destinés à donner au sperme une plus grande fluidité et à lui servir de véhicule. Réduit aux éléments qui lui sont propres, le sperme se compose d'une partie fluide, de quelques corps globuleux et granuleux et surtout d'un nombre infini de corpuscules mouvants et filiformes qui paraissent en constituer l'élément essentiel. On a depuis longtemps désigné ces corpuscules par le nom d'animalcules spermatiques, M. Duvernoy a récemment proposé de leur donner celui de spermatozoïdes. On les nomme encore spermatozoaires et zoospermes.

DES SPERMATOZOIDES.

Vus pour la première fois par Louis Hamm, étudiant allemand, en 1677, montrés par lui à Leeuwenhoeck, qui s'empara de la découverte, étudié ensuite par Hartzoeker, les spermatozoïdes ont été, depuis cette époque, l'objet de recherches très-diverses qui n'ont pas éclairé beaucoup l'obscurité de leur nature.

D'accord sur leur aspect physique, tous les physiologistes les décrivent comme des corpuscules mouvants ayant à peu près la forme d'un têtard. La tête est arrondie ou ovalaire, à cette tête se rattache un filament assez large à son origine qui s'amincit de plus en plus et constitue une véritable queue. Ce sont là les caractères, en effet, que la plus simple inspection démontre. Quant à leurs mouvements propres, Haller déjà les avait indiqués avec une telle exactitude qu'on ne peut véritablement rien changer à sa description.

Tant que les vers spermatiques vivent, ils sont dans un mouvement continuel et ce mouvement perdu, ils ne le recouvrent jamais. Ce mouvement n'est pas celui de particules flottantes dans l'humeur séminale sans but et sans volonté, car ils se meuvent en avant et ils tendent directement vers un but particulier, ensuite ils reviennent dans un sens contraire et ils suivent chacun une direction différente ; ils se heurtent, se séparent, flottent à côté les uns des autres, s'évitent, suivent chacun leur route et vont ensemble ou dans le même sens ou dans un sens contraire, s'enfoncent dans le liquide, se meuvent en rond ou demeurent immobiles. Et plus loin Haller ajoute : *Quand la semence en s'épaississant les embarrasse, ils s'efforcent de se dégager* et en viennent entièrement à bout.

Nous avons observé par nous-même plusieurs fois et pendant des temps forts longs les spermatozoïdes de l'homme et de plusieurs animaux et nous pouvons affirmer que la description de Haller est exacte dans toutes ses parties.

A un grossissement de trois à quatre cents diamètres, la dimension en longueur des spermatozoïdes est d'environ un vingtième de millimètre, mais ces dimensions ne sont pas exactement les mêmes dans toutes les espèces animales; ces animalcules peuvent parcourir un espace considérable et sans nous appuyer sur leur arrivée dans les trompes produite peut-être par d'autres causes que leur mouvement propre, on a calculé que poussés très probablement par les ondulations de la queue, à la manière des poissons et des têtards, ils franchissaient environ un centimètre en trois ou quatre minutes.

Ces mouvements se continuent pendant un temps plus ou moins long, selon le milieu dans lequel ils sont plongés. De tous les liquides, le sérum du sang et le mucus vaginal paraissent être ceux dans lesquels ces mouvements s'observent le plus longtemps. La salive, le lait, le pus ne semblent pas leur nuire, suivant MM. Donné. Il en est de même de l'urine, selon Wagner. Leeuwenoeck, Haller et d'autres savaient déjà que les spermatozoïdes vivaient jusqu'à sept jours quand ils étaient conservés dans des conditions favorables. Prévost et Dumas, Bischoff ont observé l'animalcule spermatique possédant encore ces mouvements très-apparents du septième au dixième jour après la fécondation, les premiers, dans les trompes des chiennes et le second dans celles des lapines. Wagner prétend avoir vu chez l'homme le spermatozoïde conserver toute sa vivacité au bout de vingt-quatre heures. On peut les conserver plus longtemps encore en plaçant le liquide spermatique dans des conditions où il ne puisse se déssécher que difficilement.

D'après tout ce qui précède, la nature des spermatozoïdes semble ne devoir soulever aucune espèce de doute et leur animalité ne paraît pas pouvoir être mise en question; il n'est pourtant pas un point de physiologie plus controversé.

Leeuwenoeck, Boerhaave, Abraham Kaauw, Maupertuis, Lieutaud, Monro, Haller, Spallanzani, Ehremberg, Czermak, Valentin, Gerber, Pouchet et beaucoup d'autres croient à l'animalité. Chacun d'eux se fonde ou bien sur des caractères d'organisation ou sur l'observation attentive de la manière d'être de ces corps. Wagner ne se prononce pas. Les mouvements, pour lui, seraient des preuves en faveur de l'animalité, s'il était démontré qu'ils sont volontaires.

Buffon, MM. Coste et Ch. Robin se sont prononcés négativement. Pour eux, les spermatozoïdes ne sont pas des animaux. Les mouvements, dit M. Robin, ne sont pas suffisants pour faire admettre que les spermatozoïdes sont des animaux, pas plus qu'on ne peut dire qu'une cellule d'épitelium vibratil isolée artificiellement et entraînée par les mouvements de ses cils est un animal.

Nous ne pouvons cependant nous empêcher de faire remarquer combien il faut forcer toute analogie pour comparer les mouvements des cils vibratils aux mouvements des spermatozoïdes (1). Wagner, Kœlliker et M. Ch. Robin ont étu-

(1) C'est trop oublier l'observation de Haller. Et d'abord, on nous accordera comme caractère constant de toute animalité, quelque obscure qu'elle soit, la résistance absolue à la destruction et la manifestation de cette résistance par tous les moyens dont dispose l'animal au moment où la cause destructive vient à agir.

Si l'on nous accorde ce qui précède, qu'on fasse l'expérience suivante. Elle est des plus simples et des plus faciles à répéter.

On étalera sur une plaque de verre une gouttelette de sperme d'homme ou d'animal, on étalera cette goutte de façon à lui donner à peu près l'étendue d'un centimètre carré et aussi peu d'épaisseur que possible, le sperme ayant été supposé recueilli sur un homme ou un animal adulte, vigoureux et bien portant. En examinant alors le liquide au microscope, on constatera avec grand soin la nature, la vitesse, tous les caractères appréciables enfin, du mouvement des spermatozoïdes.

Puis, l'on placera la goutte de sperme à cheval sur l'ouverture supérieure du verre d'une lampe ordinaire allumée, de manière que la moitié de la goutte étalée, ou un demi-centimètre à peu près, se trouve en dedans du verre et, par conséquent, exposée à une chaleur très-intense, et l'autre moitié en dehors du verre et soustraite complétement, par cette situation, à l'action de la chaleur.

La moitié chauffée se desséchera rapidement, l'autre moitié restera fluide.

Qu'on pose alors *la limite* qui sépare la partie sèche de la partie humide sur le porte-objet, de façon à bien la voir; on apercevra nettement une ligne de sperme que l'œil nu ne distingue pas, ligne qui n'est ni aussi sèche que la moitié échauffée, ni aussi humide que la moitié préservée, mais cette ligne apparaîtra comme considérablement épaissie et visqueuse.

C'est dans cette portion de la goutte spermatique, qu'on verra

BIBLIOTHÈQUE IMPÉRIALE

dié avec une grande perfection le mode d'évolution des spermatozoïdes, et c'est surtout sur ce développement que ce dernier s'appuie pour se prononcer contre l'animalité de ces corpuscules. Nous ferons observer que ce genre de preuves est loin d'être à l'abri de toute objection. Est-ce donc jeter un grand jour sur leur nature que de dire : Les spermatozoïdes sont des corps dérivant par simple métamorphose d'une cellule embryonnaire de l'ovule mâle? C'est dans l'examen des propriétés d'un corps organisé parvenu à son entier développement qu'il faut chercher des notions sur la nature de ce corps, bien plus que dans les phases premières de ses diverses évolutions. Quel micrographe préjugerait l'homme par l'étude du blastoderme?

Pour nous donc, sans prétendre nous prononcer définitivement dans une question aussi délicate, nous avouons pen-

des spermatozoïdes empêtrés, les uns par le corps, d'autres par la tête, d'autres par toute la queue, d'autres par l'extrémité du filament qui la termine, et tous ceux qui ne seront pas morts, témoigneront évidemment, par la rapidité, la nature de leurs mouvements, comparables à ceux d'un ver sur l'une des extrémités duquel on appuie, témoigneront, disons-nous, de leurs efforts pour rentrer dans un milieu plus approprié à leur vitalité.

Quelques-uns s'agitent jusqu'à la mort; d'autres, après des mouvements plus ou moins violents, parviennent à rentrer dans la portion liquide.

Mais ce qui est principalement frappant pour un observateur dégagé d'idées préconçues, c'est la placidité comparative du mouvement des spermatozoïdes, constamment demeurés dans la partie restée fluide opposée aux agitations désordonnées de ceux qui se sont trouvés plus ou moins emprisonnés dans la portion visqueuse, et aussi le caractère redevenu normal des mouvements de ces derniers quand ils sont parvenus à rentrer dans le sperme liquide.

Sont-ce là des mouvements volontaires?

cher plutôt pour l'animalité, et il nous répugnera, jusqu'à preuve complète, de comparer les spermatozoïdes et leurs mouvements aux cils vibratils de l'épithélium.

Quelle que soit l'opinion qu'on adopte, l'observation apprend que certaines substances ont pour effet constant de provoquer la cessation du mouvement des spermatozoïdes. Le froid vif, la chaleur, les acides, les strychnés, les narcotiques, l'*acidité morbide du mucus vaginal, l'alcalinité exagérée de la sécrétion utérine* (Donné) les tuent ou, si l'on veut, les réduisent à l'immobilité. Ils ne peuvent donc vivre au milieu du sperme modifié par quelques substances, ils ne naissent et ne se développent non plus que dans un sperme pourvu de qualités particulières. Ils manquent avant la puberté, Leeuwenoeck avait déjà remarqué leur absence dans le sperme de jeunes animaux, mais on a nié leur présence, à tort, dans celui des vieillards (Duplay, *Recherches sur le sperme des vieillards*. Archives 1852).

M. Gosselin a constaté leur diminution et leur disparition à la suite de maladies des voies et des organes spermatiques et enfin, fait qui nous paraît beaucoup moins connu, les spermatozoïdes ont été rencontrés chez l'homme ailleurs que dans le sperme. Nous en avons constaté la présence dans le liquide extrait d'une hydrocèle, sans blessure du testicule, par M. Velpeau il y a une douzaine d'années environ.

On pressent que leur nombre doit varier suivant des conditions très diverses, l'âge, la constitution, l'état de santé, l'abstinence ou l'abus du coït, etc.

Nous signalerons enfin comme dernière particularité de ces corps un fait mis hors de doute aujourd'hui par les travaux de M. Ch Robin; fait qui consiste dans la présence d'un ovule chez le mâle comme chez la femelle, ovule d'où naîtraient les zoospermes par une série de phénomènes analogues à ceux décrits jusqu'à ces derniers temps comme appartenant exclusivement à l'œuf de la vésicule de Graaf.

DE LA PARTIE FÉCONDANTE DU SPERME.

Le sperme est donc un composé de liquide, de granules et de spermatozoïdes. Lequel de ces éléments est destiné à accomplir la fécondation ?

Avant Spallanzani et surtout avant les expériences de Prévost et de Dumas, quelques physiologistes croyaient encore à l'existence d'une sorte d'émanation s'élevant de la liqueur spermatique et à laquelle on avait donné le nom *d'aura séminalis*. Des faits mal interprétés avaient été l'origine de cette erreur, et des observations de grossesses et d'accouchements semblaient fournir des preuves irrécusables de l'existence de cette vapeur séminale.

En voyant des femmes devenir enceintes et accoucher, comme dans l'observation de Baudelocque, sans que la membrane hymen ait été déchirée, cette membrane opposant même un obstacle à la sortie du fœtus, les médecins se crurent en droit ou de croire à l'absorption du sperme et à son transport dans l'ovaire par la circulation générale (Chaussier), ou de supposer dans le sperme un des *esprits* subtils très en faveur dans l'ancienne physiologie. Cet *esprit* était pour eux le véritable agent de la fécondation.

Il est inutile d'ajouter que personne aujourd'hui ne croit plus à l'existence de *l'aura*.

D'ailleurs, outre une interprétation plus raisonnable des faits précédents, des expériences directes sont venus démontrer que *l'aura séminalis* n'était en réalité qu'une hypothèse insoutenable.

En plaçant dans des verres de montres fort plats, d'une

part, des œufs de batraciens retenus au verre par leur sphère albumineuse, déposant dans un autre verre de la liqueur spermatique, puis appliquant les deux verres l'un sur l'autre, de manière à ce que les œufs fussent au-dessus du sperme aussi près que possible, mais sans contact, jamais, malgré la constatation précise d'une diminution dans la quantité du liquide par suite de l'évaporation, jamais la fécondation ne put être effectuée. Ces mêmes œufs, au contraire, étaient fécondés à l'instant par ce même sperme, dès que le contact avait eu lieu (Prévost et Dumas, Spallanzani).

L'aura seminalis n'existant pas, restent dans le sperme trois éléments parmi lesquels doit se rencontrer l'agent direct de la fécondation. Ces trois éléments sont les granules, le liquide, les spermatozoïdes.

Des expériences dont les résultats sont contradictoires ont été instituées dans le but de déterminer le rôle de ces divers éléments. Le sperme, séparé des animalcules, soit en faisant passer des courants électriques par le liquide de manière à tuer les spermatozoïdes, soit en filtrant la liqueur séminale pour les séparer de la partie fluide, avait perdu toute propriété fécondante dans les expériences de Prévost et Dumas; mais Spallanzani avait prétendu féconder avec du liquide complétement privé de zoospermes.

Ces expériences ne résolvent donc nullement la question. Les décharges électriques et la filtration du sperme, en faisant disparaître les animalcules altéraient peut-être aussi, très-gravement, la composition du liquide; d'autre part, au temps de Spallanzani, les instruments d'optique n'avaient point acquis la perfection des nôtres, et quelques zoospermes ont pu échapper à une observation même attentive. Aussi, n'est-ce point sur des expériences de ce genre qu'il convient de se fonder uniquement pour étudier l'influence des parties constituantes du sperme dans l'acte important de la fécondation.

Depuis longtemps on sait que les hybrides mâles ne présentent pas d'animalcules spermatiques. Ils ne se reproduisent point. Dans les espèces dont la reproduction n'est possible qu'à certaines époques, il n'y aurait de spermatozoïdes qu'au moment du rut. Ces remarques fournissent déjà quelques présomptions, et si les découvertes modernes n'ont pas encore levé tous les doutes, dissipé toutes les obscurités, au moins peut-on dire que grâce à l'emploi de méthodes et de moyens d'exploration plus parfaits, elles ont augmenté beaucoup l'étendue de nos connaissances sur ces sujets intéressants et difficiles.

Sans doute, Ruysch avait déjà trouvé du sperme dans l'utérus et la trompe d'une femme tuée pendant le coït, beaucoup d'observateurs avaient constaté la présence du liquide séminal dans les mêmes organes chez les femelles des animaux, mais il était réservé à Bischoff et à M. Coste de démontrer les spermazotoïdes sur l'ovaire et sur l'ovule.

De ces observations, aujourd'hui répétées et incontestables, on ne déduira pas sans doute, d'une manière absolue, la part précise des animalcules dans la fécondation, mais déjà on est autorisé à conclure du simple rapprochement de leur présence coïncidant avec le développement de l'œuf et de leur absence dans les mulets, rapprochée de l'impossibilité de la reproduction ; on est, disons-nous, autorisé à conclure que le spermatozoïde est indispensable à la germination de l'ovule femelle.

Des observateurs distingués au nombre desquels nous citerons M. Pouchet ont nié pourtant la présence des zoospermes sur l'ovaire, mais ils les ont trouvés sur l'ovule et reconnaissent leur indispensabilité pour l'accomplissement de la fécondation. Leur erreur dépendait de conditions que nous apprécierons dans un instant.

Le spermatozoïde est nécessaire à la fécondation, voilà ce qui nous paraît définitivement acquis. Mais quel est son rôle dans ce phénomène! Ici la question est complétement insoluble et le sera probablement longtemps encore, si elle ne l'est toujours Est-ce par lui-même qu'il féconde? Est-ce par le liquide adhérent à sa surface? Est-il besoin du contact des deux éléments à la fois pour élever l'œuf jusqu'à la puissance du développement? Le liquide sans l'animalcule ne féconde pas, mais l'animalcule sans liquide féconderait-il? Ce pouvoir de germination est-il dans l'ovule, le zoosperme n'en est-il que l'aiguillon, ou bien la puissance germinative réside-t-elle dans l'animalcule, l'ovule ne présentant que les conditions favorables à la progression de ses phases; ou bien encore, le germe mâle et femelle, par une fusion réciproque acquièrent-ils, l'un par l'autre, les qualités virtuelles indispensables aux manifestations successives de la vitalité?

Du milieu de toutes ces inconnues, les notions acquises dans ces derniers temps, sans soulever absolument le voile, permettent cependant de dégager quelques probabilités.

Personne aujourd'hui ne croit avec Barry, bien qu'on trouve encore cette opinion dans les traités modernes, que le zoosperme pénètre par une fente dans l'ovule femelle et se loge dans son intérieur pour s'y développer.

Nous avons vu nous-même la dissolution des animalcules sur la membrane externe de l'œuf. Les travaux de Baër, de Bischoff, de Wagner, de Purkinge, de Coste, de Ch. Robin et d'autres ont fait voir, après cette sorte de liquéfaction, les parties constituantes de cet ovule se modifiant, se transformant jusqu'à l'apparition évidente de l'embryon. Nul doute donc que le spermatozoïde ne soit ni le nouvel être, ni son système nerveux, ni quoi que ce puisse être de ses organes.

Le zoosperme, ou son liquide, ou tous deux à la fois, seraient donc plutôt une sorte de *fermentum vital* destiné moins à provoquer, qu'à décider, à achever l'impulsion germinative déjà commencée dans l'ovule, par le fait seul de sa maturité et de sa chute. On est d'autant plus autorisé à le penser, que les premières phases du développement de cet ovule se succèdent chez quelques femelles en dehors de toute fécondation, ainsi que cela semble démontré aujourd'hui même pour l'œuf de l'espèce humaine.

Mais assurément le contact du spermatozoïde ne se borne pas à déterminer dans l'œuf un simple mouvement vital destiné à l'élever, comme nous l'avons dit, jusqu'à la puissance du développement. Les ressemblances paternelles, la transmission possible de la constitution, du tempérament, des maladies du père, témoignent assez combien est plus important, pour un grand nombre de cas au moins, le rôle de l'homme dans la fécondation.

Ainsi l'animalcule revivifie l'œuf, pour ainsi dire, il fait de ce corpuscule déjà vivant, émané de la femme, comme un individu à existence spéciale; mais il fait plus encore parfois, il métamorphose cet ovule en une sorte de produit nouveau, doué de propriétés qui lui étaient jusqu'alors étrangères, et ces propriétés, le spermatozoïde les impose à l'ovule, d'une part, en vertu de son origine, puisque lui-même est une parcelle vivante d'un autre organisme qui les possède actuellement; et, d'autre part aussi, il faut l'avouer, sous l'influence de circonstances complétement inconnues.

Sans doute, par ces explications, nous ne rendons pas compte de la véritable action du sperme sur l'œuf, mieux que les auteurs qui nous ont précédé ; mais dire avec Leeuwenoeck, Harstoeker, Boeerhave, Wolff, Lieutand, Andry, Barry, etc., que le zoosperme est l'embryon lui-même à l'état microscopique, c'est avancer un fait démenti par la plus simple observation.

Dire avec Prévost, Dumas, Lallemand, que l'animalcule représente les centres nerveux embryonnaires, c'est émettre une assertion encore en contradiction formelle avec les résultats de l'inspection micrographique.

Dire avec Valentin, Vallisnieri, Bory, Saint-Vincent, Mayer, etc., etc. que les spermatozoïdes ont pour rôle d'entraîner avec eux la partie fluide du sperme et de lui conserver ses propriétés par leur agitation jusqu'au moment où ce liquide atteint l'œuf, c'est avancer une hypothèse possible, mais que rien jusqu'ici n'a démontrée.

Enfin répéter avec M. Ch. Robin, que la nature de l'action du spermatozoïde sur l'œuf consiste dans la dissolution des cellules embryonnaires mâles, avec pénétration endomostique molécule à molécule dans l'ovule femelle, d'où formation des cellules embryonnaires femelles, c'est décrire un fait d'apparence probable, mais tout à fait impropre à rien expliquer.

D'où il faut conclure que le mode d'action du germe mâle sur le germe femelle nous est complétement inconnu et qu'il ne nous est permis d'en apprécier que les résultats.

DU LIEU DANS LEQUEL S'ACCOMPLIT LA FÉCONDATION.

L'union des spermatozoïdes et de l'œuf étant un fait définitivement acquis, reste à savoir dans quel point des organes génitaux de la femme, cette fusion s'accomplit ordinairement.

Du moment où l'animalcule a pu être constaté sur la membrane vitelline, la détermination du lieu précis où s'est effectué ce contact ne semble pas difficile à indiquer. Cependant les opinions varient encore beaucoup sur ce sujet.

L'antiquité, ignorant les phénomènes ovariens, avait fait de la matrice le siége exclusif de la fécondation et cette opinion ne disparut qu'après l'observation, comparativement très-moderne, des grossesses extra-utérines ovariques et abdominales. La constatation certaine de ces dernières, parut de nature à lever tous les doutes. Il était indubitable, disait-on, que la fécondation se produisait dans l'ovaire et non ailleurs, puisque l'œuf fécondé, en tombant dans l'abdomen, s'y était greffé et développé. Cette preuve, en apparence sans réplique (1) fit admettre la fécondation ovarienne comme la seule possible jusqu'au moment où la découverte de l'ovulation spontanée chez les animaux supérieurs et chez les femmes vint changer complétement l'interprétation des phénomènes.

On admit alors et M. Coste lui-même, qui depuis a changé d'opinion, admit que la rencontre du spermatozoïde et de

(1) L'existence des grossesses extra utérines abdominales n'entraîne pas du tout la certitude de la fécondation ovarienne La grossesse abdominale, étant un fait insolite, pourquoi la fécondation, se fit-elle dans la trompe, ne pourrait-il pas arriver, sous l'influence de certaines perturbations, que l'ovule fécondé remontât vers le pavillon, au lieu de descendre vers l'utérus. Pourquoi encore l'ovule fécondé dans la trompe, ne pourrait-il tomber dans l'abdomen par un des orifices surnuméraires découverts et décrits par Gustave Richard. La preuve est, comme on le voit, loin d'être sans réplique. Quant aux grossesses ovariques. si elles eussent été démontrées aussi sûrement qu'on le pensait, elles eussent constitué une preuve plus certaine.

l'ovule pouvait se faire dans toute l'étendue des organes génitaux internes depuis la cavité utérine jusqu'à l'ovaire. La fécondation pouvait donc être tantôt utérine, tantôt tubaire, tantôt ovarienne même, selon le point où le hasard mettait l'ovule, descendant en vertu de la ponte spontanée ou sollicitée, en contact avec le spermatozoïde montant jusqu'à l'ovaire comme conséquence du coït.

Pourtant quelques embryologistes, s'appuyant sur des observations modernes, soutenaient encore la théorie d'Hippocrate et d'Aristote. M. Pouchet affirmait que, puisqu'on ne trouvait jamais d'animalcules spermatiques au-dessus de la moitié interne de la trompe, la fécondation ne pouvait s'effectuer que dans la portion en deçà de cette limite, c'est-à-dire dans la moitié inférieure du canal tubaire et dans la cavité utérine.

Mais les expériences de M. Coste démontrèrent qu'en quittant la vésicule de Graaf, à partir du moment où il pénétrait dans le pavillon de la trompe érigé pour le recevoir, l'ovule balayait les spermatozoïdes sur son passage, les entraînait par sa progression dans le canal vecteur et si l'on trouvait pas d'animalcules spermatiques au-dessus du point de la trompe occupé par l'œuf lors de l'examen, c'est qu'il s'en était emparé. On pouvait toujours alors les retrouver sur la vitelline, fait que, pour notre part, nous avons constaté dans les expériences répétées par M. Coste il y a quelques années au collége de France.

Dès le moment où ces résultats furent connus, la fécondation fut admise comme possible dans tous le parcours des organes génitaux internes, et presque tous les auteurs d'aujourd'hui l'ont ainsi entendu dans leurs traités d'accouchements.

Depuis ces dernières années cependant, M. Coste se

basant sur des observations plus attentives, a fait connaître à l'Institut la nouvelle théorie qu'il a définitivement adoptée. Il en revient à l'idée de la fécondation uniquement ovarienne, en s'appuyant sur des considérations tout à fait étrangères à l'existence des grossesses extra-utérines.

Le savant professeur se base principalement sur les altérations subies par l'œuf aussitôt après sa sortie de la vésicule, altérations qui, selon lui, rendraient cet œuf complètement inapte à être fécondé. Est ce là le dernier mot, en effet, sur ce problème déjà tant de fois, en apparence, résolu? C'est ce que nous nous garderons bien de décider.

Mais que la fécondation ait lieu ou dans l'ovaire ou dans la trompe, nous n'en tirons pas moins au point de vue de l'obstétrique cet enseignement important. S'accomplissant dans la profondeur des organes, ce phénomène ne peut guère être instantané et les causes des grossesses extra-utérines ne sont donc pas, comme l'ont cru tant d'observateurs, la suite de perturbations profondes de l'organisme au moment même de la copulation. Un ébranlement considérable, soit physique, soit moral, survenant un certains temps après le coït pourrait entraîner encore la production de semblables grossesses.

Ceci nous conduit naturellement à rechercher quelles sont les causes de la progression de l'œuf et du sperme à travers le canal tubaire et l'utérus. Diverses hypothèses ont été faites sur l'ascension de la liqueur séminale jusqu'à l'ovaire. L'action de la contractilité utérine et tubaire a été considérée comme suffisante pour expliquer cette montée du sperme; il paraît cependant bien peu admissible que cette cause soit la véritable. Il faudrait concevoir alors une sorte d'interversion d'effet de la contraction utérine, car dans tous les actes où elle se manifeste, elle démontre plutôt une tendance naturelle à expulser les fluides et les solides par les orifices du col. La propriété possédée par les animalcules de se mouvoir et de parcourir des espaces fort étendus eu égard à leur petitesse, et cela dans un temps assez court doit laisser supposer qu'ils sont les véritables agents de leur progression.

Si l'on réfléchit à la quantité innombrable de ces corps renfermée dans le produit d'une seule éjaculation, si l'on admet ce que l'expérimentation démontre à savoir : qu'il suffit d'un très-petit nombre d'animalcules, d'un seul peut-être, pour opérer la fécondation (1), on sera disposé à regarder les mouvements des zoospermes comme suffisants pour les conduire jusqu'à l'œuf. En effet, sur le nombre immense de ces corpuscules, quelques-uns parviennent proba-

(1) Ne trouverait-on pas dans le nombre de spermatozoïdes arrivés jusqu'à l'ovule une sorte d'explication de la prédominance paternelle ou maternelle chez le nouvel individu? Si, dans un cas donné, un petit nombre de zoospermes ou un seul suffisait pour amener la fécondation, n'est-il pas acceptable que l'organisme maternel prédominerait ? Au contraire, si l'ovule se trouvait imprégné par la dissolution d'un grand nombre d'animalcules, ne serait-ce point une raison de croire à la prédominance paternelle ? Les mâles vigoureux imposent leur sexualité à l'embryon, a-t-on dit. Cette remarque, si elle est juste, serait favorable à notre supposition. Mais, l'observation vulgaire de la ressemblance des mâles à leur mère et des femelles à leur père la contredirait formellement. Cependant si, suivant un système ancien, plus ingénieusement reproduit de nos jours, la sexualité préexiste dans l'ovule de la femelle, si, en un mot, il y a dans l'ovaire des œufs des deux sexes devant tomber tour à tour, notre hypothèse de la prédominance maternelle ou paternelle, dérivant de la quantité de l'imprégnation, trouverait un certain appui.

Peut-être eussions-nous mieux fait de commencer par dire que nul ne sait rien de positif sur toutes ces questions.

blement à se frayer un chemin jusqu'à l'ovaire, la plus grande partie périt dans le vagin et dans la matrice.

Les anciens croyaient à une sorte d'aspiration du sperme par l'utérus, le seul fait constatable, c'est la sécheresse évidente des organes du mâle après une copulation féconde. Elle avait été observée de toute antiquité.

Quant à l'ovule, les contractions péristaltiques de la trompe auraient, dit-on, trop peu de prise sur un corps d'un aussi petit volume; mais dans beaucoup de canaux analogues (la trompe d'Eustache, par exemple) la simple contraction des parois suffit pour chasser du calibre de ce canal un liquide qui y serait contenu, la sécrétion tubaire pourrait ainsi entraîner avec elle l'ovule entouré de son disque. C'est principalement aux mouvements des cils vibratils qu'on attribue aujourd'hui la descente de l'œuf à travers le canal vecteur. Les deux causes sont peut-être réunies.

En résumé, les probabilités sont en faveur de la fécondation ovarienne sans qu'il soit encore permis d'affirmer l'impossibilité de l'imprégnation dans la trompe et dans l'utérus. Si les nouvelles observations de M. Coste se confirment, on en reviendra absolument à l'idée ancienne, mais établie alors sur un nouveau genre de preuves.

DU TEMPS NÉCESSAIRE POUR L'ACCOMPLISSEMENT DES DIVERS PHÉNOMÈNES DE LA FÉCONDATION.

Si les différents actes de la fécondation sont tels que nous les avons décrits, ce phénomène initial de la reproduction ne doit pas être instantané ainsi que nous l'avons dit précédemment. Il faut, de nécessité, une période de temps plus ou moins longue pour la montée du sperme jusqu'à l'ovule, puis, un autre laps de temps pour la descente de l'ovule dans la matrice.

Les recherches de nature à éclairer ce point de physiologie sont, on le comprendra, d'une très-grande difficulté dans l'espèce humaine et les conditions qui favoriseraient ces recherches doivent nécessairement être d'une extrême rareté. En effet, dans les cas où l'autopsie démontre dans l'utérus la présence d'un ovule au début de son développement, l'époque précise de la copulation fécondante est le plus souvent ignoré.

Au contraire, chez les animaux, il est très-facile d'obtenir une solution positive et de constater précisément le nombre d'heures ou de jours nécessaires à l'accomplissement des différents actes de la fécondation. La connaissance du moment de la copulation, la possibilité de sacrifier les femelles, heure par heure, à dater de ce moment ; toutes ces circonstances favorables permettent de se prononcer avec une entière certitude.

Le temps nécessaire à la fécondation n'est pas le même dans les différentes espèces animales et diffère encore dans les mêmes espèces, d'où il est permis de conclure que, chez la femme, la conception n'a pas toujours lieu exactement en un même nombre d'heures ou jours après un coït fécondant.

Au reste il n'y a pas d'observation positive d'œuf humain aperçu dans la matrice avant le dixième jour, mais il faut soustraire de ce nombre, bien entendu le temps employé par l'ovule fécondé pour parcourir toute l'étendue du canal tubaire, s'il est démontré que la fécondation est toujours ovarienne.

Sur les femelles d'animaux, sur les chiennes, par exemple, l'observation apprend que l'ovule met jusqu'à huit jours pour arriver dans la matrice. Chez la femelle du lapin un temps moins long serait nécessaire, trois à quatre jours suffiraient.

Nous avons exposé d'une manière sommaire l'état actuel

de nos connaissances sur cet intéressant sujet, nous eussions pu entrer dans des considérations beaucoup plus étendues, mais la nature et le but de ce traité nous ont paru commander de réserver les détails minutieux pour les questions d'un véritable intérêt pratique.

CHAPITRE QUATRIÈME.

DE LA GROSSESSE OU GESTATION.

Du moment où le contact des deux germes a déterminé la conception, c'est-à-dire, le pouvoir de germination dans l'œuf, les états et les actes fonctionnels dont l'ensemble constitue la reproduction se trouvent exclusivement dévolus à la femme et pour elle commence une nouvelle manière d'être qui a reçu le nom de *grossesse* ou *gestation*. On dit encore que la femme est grosse ou enceinte.

Ainsi la gestation peut être définie : l'état fonctionnel dans lequel est la femme depuis le moment de la conception jusqu'au travail d'expulsion de l'œuf.

La grossesse comprend donc, pendant toute sa durée, une double série de phénomènes et si leur analyse et leur description sont nécessairement successives; leur marche, leur croissance et leur accomplissement sont, au contraire, simultanés. En effet, la première série consiste dans les modifications si complexes éprouvées par toute l'économie de la femme grosse et les changements profonds subis par l'appareil génital en particulier, dans le but de préparer l'acte important de la parturition. La seconde série est composée des nombreuses évolutions de l'œuf fécondé, des phases si compliquées de son accroissement, de la manifestation des fonctions nouvelles dont il va se trouver graduellement en possession, et enfin de la création des connexions indispensables entre le nouvel être et l'organisme qui l'abrite et le nourrit jusqu'au terme accompli de leur séparation définitive.

Cette double série naturelle de phénomènes divise logiquement l'étude de la grossesse en deux parties qui sont distinctes, bien que dans un rapport de simultanéité incessant entre elles.

La première partie consistera dans l'examen de tous les phénomènes de la grossesse chez la mère, soit locaux ou généraux, soit fonctionnels ou organiques.

Le second comprendra la description du développement de l'œuf depuis la conception jusqu'à l'accouchement.

Mais il convient d'abord de diviser la grossesse après l'avoir définie.

DES DIVISIONS DE LA GROSSESSE.

La grossesse a été divisée par tous les auteurs en *utérine* ou bonne, normale, naturelle et en *extra-utérine* ou mauvaise, anormale non naturelle. La première est la grossesse physiologique, celle dont nous avons d'abord à nous occuper. L'histoire de la seconde appartient à la pathologie, nous en traiterons en son lieu.

La grossesse utérine ou physiologique doit être elle-même subdivisée en *simple* et *composée*. Elle est *simple* quand la matrice contient un seul fœtus, ce qui est la règle dans l'espèce humaine et chez quelques grandes femelles animales; *composée* (1) quand la matrice renferme plusieurs enfants à la fois, ce qui est l'exception. Mais nous regarderions comme une faute d'adopter la troisième subdivision généralement admise dans les traités modernes. La grossesse *compliquée* doit être placée à côté des grossesses pathologiques et comme telle, il n'en doit point être question

(1) Elle porte le nom de grossesse gémellaire (gémeaux, jumeaux) quand l'utérus renferme deux enfants. C'est la moins rare des grossesses composées.

ici. Il en est de même pour les prétendues *fausses grossesses* des anciens auteurs. La grossesse est ou n'est pas. Si elle est, elle rentre forcément dans l'une ou l'autre de nos divisions; si elle n'est pas, c'est consacrer une erreur de diagnostic que de continuer à l'appeler du nom de *fausse grossesse*. Il y a des erreurs possibles pour tous les médecins, mais il n'y a pas de fausses grossesses.

Nous avons donc à étudier dans le chapitre qui va suivre, la grossesse *utérine simple*, puis la grossesse *composée*.

DE LA GROSSESSE UTÉRINE SIMPLE.

La grossesse utérine simple représente dans l'espèce humaine et dans les grands animaux le véritable type de la gestation en général. Nous l'avons dit, elle est la règle. Les phénomènes dont elle se compose ou qu'elle provoque reparaissent dans tous les autres genres de grossesses avec des variations qui consistent plutôt dans l'intensité que dans la diversité de leurs manifestations sensibles.

En un mot, l'histoire complète de la grossesse utérine simple constituera un véritable *critérium* auquel on pourra rattacher tout ce qui se rapporte à la connaissance des grossesses, de quelque nature qu'elles puissent être. A ce titre déjà, l'intérêt présenté par son étude serait suffisant pour justifier les nombreux détails dans lesquels nous allons entrer; mais en réfléchissant aux fréquents et parfois très-difficiles problèmes que la grossesse soulève dans la pratique de l'art, on conçoit mieux encore combien cette partie de la reproduction excite légitimement toute l'attention du médecin.

La grossesse est caractérisée par un ensemble de modifications très-diverses qu'il convient de ranger le plus méthodiquement possible, si l'on veut éviter le reproche de confusion encouru par quelques auteurs modernes. L'ordre que nous nous proposons d'adopter, basé sur ce que nous avons dit précédemment, sera facilement saisi par l'examen de ce tableau.

<table>
<tr>
<td rowspan="4">ÉTUDE
de la
GROSSESSE
comprenant
deux séries
de
phénomènes</td>
<td rowspan="2">1re SÉRIE.
—
Phénomènes
de la
grossesse.</td>
<td rowspan="2">Modifications
organiques
et
fonctionnelles</td>
<td>dans
l'appareil
génital.</td>
<td>Bassin, organes génitaux externes et internes. Mamelles.</td>
<td rowspan="4">Applications à la pratique de l'art des accouchements</td>
<td rowspan="3">DIAGNOSTIC</td>
<td rowspan="3">1° de la grossesse ;
2° de l'époque de la grossesse.
3° différentiel</td>
<td rowspan="3">SIGNES FOURNIS
par l'interrogati
— la vue
— le toucher
— le palper
— l'auscultati
— la percussio</td>
</tr>
<tr>
<td>dans les
autres
appareils</td>
<td>1° par voisinage ;
2° par sympathies</td>
</tr>
<tr>
<td rowspan="2">2e SÉRIE.
—
Phénomènes
de
l'œuf.</td>
<td>OVULE
point de départ.</td>
<td rowspan="2" colspan="2">PHASES
du développement.</td>
</tr>
<tr>
<td>ŒUF A TERME
point d'arrivée.</td>
<td colspan="3">Hygiène de la femme enceinte.</td>
</tr>
</table>

PHÉNOMÈNES DE LA GROSSESSE.

MODIFICATIONS ORGANIQUES ET FONCTIONNELLES DANS L'APPAREIL GÉNITAL.

BASSIN, ORGANES GÉNITAUX EXTERNES ET INTERNES, MAMELLES.

BASSIN. La stimulation générale dont l'appareil sexuel est le siége après l'arrivée de l'ovule fécondé dans l'utérus s'étend jusqu'à la partie du squelette dont cet appareil se trouve entouré. Le bassin, principalement dans ses articulations, est influencé par la suractivité nouvelle des organes génitaux et de l'utérus en particulier. Cette influence se traduit par des changements quelquefois très constatables, quelquefois fort équivoques, au moins dans l'espèce humaine, mais dont on trouve la preuve indubitable en examinant à la fin de la gestation le bassin de certaines femelles d'animaux.

La symphise des pubis paraît être de toutes les articulations pelviennes celle qui présente les changements les moins douteux, le fibro-cartilage inter-articulaire augmente de volume et offre une trame moins compacte, les faisceaux ligamenteux ont une dimension en longueur un peu plus considérable. Toutes ces parties semblent moins sèches, plus souples que dans l'état ordinaire, mais il est difficile de préciser l'augmentation de l'étendue qu'elles peuvent acquérir, en raison de leur différence, en dehors de la grossesse, chez les divers individus. Madame Boivin ayant mesuré l'écartement des surfaces articulaires de la symphise pubienne, en avant, trouva jusqu'à vingt sept millimètres; nous avons constaté, sur des bassins de femmes adultes mortes non enceintes, depuis douze à quinze jusqu'à près de vingt millimètres. Il y a donc des variétés très-nombreuses.

Les articulations sacro-iliaques subissent des changements dans le même sens, mais ils sont extrêmement peu marqués; ils le sont davantage dans l'articulation sacro coccygienne dont le rôle a plus d'importance dans la parturition.

Quelques auteurs croient ces modifications destinées à amener dans le bassin une certaine diduction qu'on pourrait percevoir même, en imprimant aux membres inférieurs un mouvement propre à élever les os iliaques l'un après l'autre de manière à produire un soulèvement obscur dans la symphise des pubis. Nous avons peine à comprendre comment M. Jacquemier a pu affirmer la disjonction des symphises et la concilier avec cette opinion que la solidité du bassin est augmentée par l'existence de la grossesse.

Plus de vingt fois, sur des cadavres de femmes mortes après l'accouchement, tenant solidement les deux crêtes iliaques, nous avons tenté d'imprimer aux os du bassin un mouvement quelconque, nous n'avons jamais réussi. Mais il est vrai qu'en saisissant les deux membres inférieurs et en s'en servant alternativement comme de leviers pour agir sur les os coxaux, on détermine quelquefois dans la symphise pubienne un mouvement de soulèvement ou d'abaissement du côté sur lequel on opère, mais ces mouvements sont peu prononcés.

Nous avons vu des cas où les symphises du bassin avaient éprouvé un véritable relâchement, mais il s'agissait d'une anomalie pathologique, dont les fâcheux résultats au point de vue de la station et de la progression étaient très-manifestes. Les os du bassin eux-mêmes ont été vus ramollis et flexibles.

Les symphises peuvent se ramollir, tous les auteurs modernes en tombent d'accord. Depuis l'antiquité, l'observation en a été faite. Hippocrate ne l'ignorait pas et les discussions célèbres auxquelles a donné lieu ce point de physiologie depuis Ambroise Paré, Riolan, Séverin Pineau, jusqu'à Dulaurens, Mauriceau et beaucoup d'autres, discussions reprises par Bouvart et Bertin et sur lesquelles les chirurgiens et les accoucheurs du siècle dernier Smellie, Levret, Desault, etc., donnèrent leur opinion, ont rendu le fait incontestable. La grossesse ramollit les symphises; mais si la diduction des os devient manifeste pendant la vie, elle constitue alors un véritable état morbide dont nous aurons plus tard à nous occuper.

Cette prédisposition à la disjonction des symphises pelviennes est donc, comme on l'a dit, la trace, chez la femme, d'un état nécessaire et très-évident dans quelques espèces animales; mais tout ce qu'on a avancé de l'usage probable de ce ramollissement des articulations qui serait destiné, soit à favoriser l'agrandissement du bassin au moment du part, soit à la décomposition des mouvements pendant la marche pour garantir l'utérus des secousses et des ébranlements, tout cela nous paraît au moins fort hypothétique dans l'espèce humaine. Le ramollissement de l'articulation sacro-coccygienne, en permettant la rétropulsion du coccyx, nous semble, seul, avoir un but constatable.

ORGANES GÉNITAUX EXTERNES ET VAGIN.

L'importance des modifications subies par l'utérus pendant la grossesse a tellement préoccupé les accoucheurs, et à juste titre, qu'ils n'ont accordé presque aucune attention aux changements survenus dans les organes génitaux externes et le vagin.

Ces parties sont cependant le siége de deux espèces de modifications distinctes, dont les unes ne sont que l'extension de la suractivité utérine et ont pour but de préparer ces organes à concourir à l'expulsion de l'œuf, et les autres, résultat passif des compressions causées par l'utérus gravide, n'ont, pour ainsi dire, qu'un degré de plus à atteindre pour passer à l'état morbide.

Dans les premiers temps, les organes sexuels extérieurs de la femme enceinte ne présentent rien d'appréciable. Essentiellement copulateurs, presque étrangers aux premiers phénomènes de la grossesse, destinés seulement à un rôle accessoire dans la parturition, ils ne commenceront à se modifier qu'à une époque rapprochée du moment où leur concours deviendra nécessaire, et, comparables sous ce point de vue au segment inférieur de la matrice, ils ne participeront à la préparation générale des organes génitaux qu'à une époque peu éloignée de la terminaison de la grossesse. Aussi dans les derniers mois seulement, la structure des organes sexuels externes, et du vagin en particulier, est-elle anatomiquement et physiologiquement modifiée. Les récentes recherches de M. Rouget, agrégé de la Faculté, ont mis hors de doute les changements anatomiques éprouvés par le vagin pendant la gestation et des observations déjà anciennes ont démontré, dans le tissu de ce canal, des propriétés aussi obscures dans l'état de vacuité que le sont celles du tissu uterin, les unes et les autres ne se manifestant clairement qu'après l'évolution déjà avancée des éléments constituants de ces organes.

Chez l'enfant et la femme vierge, selon M. Rouget, le tissu contractile du vagin, comme dans tous les organes génitaux de la femme, diffère notablement de celui que l'on rencontre pendant la gestation. L'aspect extérieur n'est déjà plus le même. Tandis que pendant la gestation, ce tissu offre une teinte rougeâtre quelquefois très-prononcée ; chez les vierges, il est blanchâtre et d'aspect tout à fait analogue, à celui du tissu cellulaire. A l'examen microscopique, la différence n'est pas moins tranchée; il nous a été impossible dans le second cas, soit par dilacération, soit à l'aide de réactifs, de dissocier les faisceaux en fibres cellules, ni même d'obtenir un seul de ces éléments, tandis que dans le premier cas, cela est plus facile peut-être là que partout ailleurs.

Pendant la gestation, l'enveloppe vaginale est composée de faisceaux juxtaposés de façon à former une couche continue, ce qui n'a jamais lieu chez la femme vierge. Nous avons pu suivre à l'œil nu et avec facilité sur les pièces de M. Rouget des plans évidemment musculaires dont la présence explique l'action contractile du vagin sur les corps contenus dans sa cavité quand la grossesse existe, comme leur absence de développement rend compte de l'inertie du canal hors l'état de gestation.

La membrane muqueuse des organes génitaux externes et du vagin présente, elle aussi, des changements particuliers. Les observations de M. Jacquemin dans l'espèce humaine et celle des vétérinaires, pour les femelles d'animaux, l'ont démontré depuis longtemps ; mais pour ces dernières, il est inexact de dire que la muqueuse devient noire comme de l'encre pendant la gestation. Voici comment s'exprime à cet égard un des hommes les plus compétents. « Chez les femelles des animaux le vagin se colore en rouge à l'époque des chaleurs, il prend pendant la gestation une teinte *violâtre, brunâtre*, sa muqueuse semble s'épaissir et elle sécrète en plus grande abondance un mucus plus épais (Rainard) (1).

Dans les derniers temps de la grossesse des phénomènes analogues se manifestent chez la femme. Les parties génitales externes, le vagin sont souvent plus colorées et baignées par des mucosités plus abondantes. Mais nous croyons qu'on s'est trompé en attribuant à la grossesse normale les myriades de petites saillies comparées à des têtes d'épingles qu'on a trouvées dans le vagin de certaines femmes enceintes. Nous avons constaté souvent un pareil état, mais il était constamment lié à une inflammation générale antécédente. Cette forme a été décrite il y a déjà longtemps par M. Deville sous le nom de vaginite granuleuse. Elle peut se rencontrer pendant la grossesse, sans doute, mais elle ne lui

(1) *Traité complet de la parturition des principales femelles domestiques.*

est nullement particulière et il est au moins douteux que la gestation en soit la cause, il est un peu moins rare, selon nous, de rencontrer quelques petites granulations dans la cavité du col des multipares.

Enfin la compression causée par l'utérus développé amène inévitablement dans les parties externes et le vagin une stase sanguine à laquelle est due la coloration dont nous avons parlé, et cette gêne circulatoire, en favorisant la dilatation des nombreux plexus veineux du vagin et des parties extérieures rend compte des altérations pathologiques (varices, hémorrhagies, etc.) qui, dans ces régions, viennent quelquefois compliquer la grossesse ou le travail.

Enfin nous signalerons la turgescence parfois très-considérable des tissus qui environnent le canal de l'urètre. A la fin de la grossesse chez beaucoup de femmes, la portion supérieure, de l'entrée du vagin qui répond à la colonne antérieure, présente un renflement plus volumineux que le pouce, dû, comme les modifications précédentes, à la compression déterminée par la matrice. Quant à la saillie produite par la vessie elle-même à la paroi supérieure du vagin, c'est un fait beaucoup plus exceptionnel et dont nous renvoyons l'étude aux complications morbides de la grossesse.

Toutes ces modifications ont un but unique facile à saisir. La souplesse acquise par tous ces organes, comme conséquence d'un afflux plus abondant et de sécrétions plus actives, est destinée à permettre au vagin et à la vulve de supporter une excessive dilatation dont les résultats seraient le plus souvent très-fâcheux sans ces préparations préalables. De plus, les nouvelles propriétés inhérentes au tissu musculaire, démontrées par M. Rouget, donnent au canal vulvo-utérin la possibilité de réagir sur les corps qui devront le traverser et la contractilité dont ce canal se trouve ainsi pourvu, à un plus haut degré, le rend capable de continuer efficacement l'action explusive de la matrice, et de concourir dans les derniers moments de l'accouchement aux efforts réunis de l'utérus et des muscles soumis à la volonté.

UTÉRUS.

Exclusivement chargé de la gestation, véritable centre organique de la femme enceinte, l'utérus, pendant la durée de la grossesse seulement, réalise la pensée de Van-Helmont, si fausse d'ailleurs et si universellement reproduite : « *Propter Solum uterum mulier est id quod est.* »

Les changements éprouvés par la matrice sont tellement nombreux et d'une telle importance, leur retentissement sur l'organisme de la femme est si frappant et entraîne des conséquences si multipliées, qu'il convient de mettre de l'ordre dans l'étude de ces changements, afin de n'omettre aucun détail.

Nous examinerons donc succesivement les modifications de l'utérus survenues, 1° *dans le fond et le corps;* 2° *dans le col;* 3° *dans les cavités;* 4° *dans l'état physique général* (*fond, corps, col*), *au terme du développement* (*aspect, forme, coloration, poids, rapports*); 5° *dans sa structure, sa texture et son mode naturel d'accroissement;* 6° *dans ses propriétés physiologiques et physiques;* 7° *dans ses fonctions.*

1° Fonds et corps. Même avant l'arrivée de l'ovule dans la cavité utérine, sous l'influence du travail ovarien, l'utérus offre déjà un certain degré de turgescence et pendant toute la durée de la gestation son fond et son corps vont se modifier et dans leur volume et dans la plupart de leurs propriétés physiques, telles que *la consistance, les dimensions* (*volume*), *la forme, la direction, la position.*

Consistance. La consistance et la fermeté du tissu qui constitue le corps et le fond de l'utérus sont peu à peu diminuées par les progrès de la grossesse. La trame de ce tissu qui, dans l'état de la vacuité, offre une résistance qu'on a comparée à celle du tissus fibreux, perd par degrés cette solidité. Elle est remplacée par une souplesse et une élasticité telles, qu'à la fin de la grossesse, il est le plus souvent très-facile de déprimer le fond et le corps de l'organe de manière à percevoir assez nettement les parties contenues dans la cavité et en pouvoir déterminer la dureté ou la mollesse et même parfois jusqu'à la forme. Il est de toute évidence que les régions supérieures de l'utérus ont perdu la densité qui leur est spéciale dans l'état de vacuité chez la femme saine, et les nouvelles propriétés qu'elles ont acquises sont en rapport, comme on le verra, avec de nouvelles fonctions pour l'exercice de quelles elles étaient nécessaires.

Il ne faudrait pas conclure de ce qui précède que les parois utérines deviennent flasques et mollasses pendant la grossesse, comme on l a dit. Ce serait avoir de la consistance de la matrice, même à terme, une idée tout à fait inexacte, rectifiée bientôt d'ailleurs par la plus simple observation. Les parois utérines acquièrent de la souplesse, de l'élasticité, elles cèdent sous la main qui les presse et reviennent aussitôt à leur situation première, elles sont soulevées dans quelques points par les mouvements des extrémités fœtales, de manière à ce que la vue peut ainsi apprécier parfois ces mouvements, mais en vertu de cette élasticité propre à ces parois et qui, a l'état physiologique, ne dégénère jamais en flaccidité, on parvient à peu près toujours à les distinguer des tissus de l'abdomen. Et cependant chez les primipares et chez quelques femmes grasses, la paroi antérieure abdominale est loin d'être flasque, même dans le relâchement le plus complet. Comment donc distinguerait-on la paroi utérine si elle offrait jamais cette flaccidité et cette mollesse que lui ont attribuées quelques auteurs.

Il y a plus, nous nous efforcerons de démontrer plus tard, que la mollesse exceptionnelle et véritablement pathologique des parois de l'utérus, pendant la grossesse, doit être invoquée pour expliquer chez les femmes déjà accouchées un très-grand nombre de fois, des accidents dont le fœtus devient la cause, en raison des situations vicieuses dans lesquelles il se place et qui sont favorisées par la flaccidité du fonds et du corps de la matrice.

Cette souplesse jointe à d'autres conditions encore qu'on connaîtra bientôt, a pour effet sans doute de protéger l'œuf contre les violences externes, effet beaucoup plus sûrement obtenu par une résistance élastique de l'organe que par sa flaccidité.

Cette nouvelle propriété acquise par le fond et le corps de l'utérus et sa manifestation évidente par la pression ou par les mouvements du fœtus est une preuve positive que la distension de l'organe n'est pas portée, dans la grossesse ordinaire, aussi loin qu'elle pourrait l'être. Cette remarque mérite d'être prise en considération, nous l'invoquerons à l'appui de la théorie du développement de l'utérus pendant la gestation, et plus utilement encore quand il sera question dans la pathologie, des collections diverses que la matrice gravide peut renfermer accidentellement.

Dimensions, volume. Complètement cachés dans l'excavation pelvienne, le corps et le fonds de l'utérus n'atteignent pas, en général, et ne dépassent jamais le détroit supérieur chez la femme saine et non enceinte. C'est seulement dans le cas où les parois abdominales sont très-dépressibles, ou bien lorsque l'organe vient à être congestionné, comme pendant les règles, par exemple, qu'on peut parfois en sentir le fond quand on déprime fortement l'hypogastre au-dessus de la symphise des pubis.

Le fond et le corps de la matrice lorsqu'ils présentent le plus d'étendue, c'est-à-dire chez les femmes multipares, n'ont qu'un peu plus des trois cinquièmes de la longueur totale de l'organe dont la moyenne est de soixante-quinze millimètres, ce qui donne environ cinquante millimètres depuis la naissance du col jusqu'au point le plus élevé du fond. Chez les primipares, ces dimensions sont moindres encore, ainsi que nous l'avons dit. Le diamètre transversal le plus étendu qui se trouve à peu près à l'union du corps et du fond, un peu au-dessus de l'orifice des trompes, a, chez les multipares une étendue à peu près égale à la précédente. D'où il suit que le corps et le fond de la matrice, abstraction faite du col, ont à peu près chez la femme non enceinte cinquante millimètres dans la plus grande longueur et dans la plus grande largeur. Le diamètre antéro-postérieur est de vingt-cinq millimètres environ.

L'utérus dans l'état de vacuité présente quelques légères variétés de dimensions, et les mesures ci-dessus tendent à s'élever plutôt au-dessus de la moyenne qu'à descendre au-dessous. La matrice, pendant la grossesse et surtout à terme, offre des différences encore plus nombreuses ; ainsi tandis que quelques observateurs ont trouvé des utérus à terme dont le grand diamètre s'élevait jusqu'à quatre cent cinq millimètres (1); d'autres n'ont trouvé que trois cent vingt à trois cent soixante-dix millimètres fond, corps et col compris.

(1) Velpeau, *Traité complet de l'art des accouchements*.

Voici les moyennes qui nous ont semblé s'approcher le plus de la vérité. Pour le diamètre vertical où la plus grande longueur de l'organe à terme, trois cent soixante-quinze millimètres; le diamètre transversal dans la partie la plus large a deux cent soixante-quatre millimètres et le diamètre antéro-postérieur, dans la plus grande épaisseur, deux cent quarante-quatre millimètres ou environ.

Tant de causes différentes font varier le volume de la matrice gravide, le nombre d'œufs, les dimensions du fœtus, la quantité variable du liquide dans lequel il est plongé, causes dont on se rendra aisément compte par l'étude de l'œuf à l'état sain et à l'état pathologique, que loin de s'étonner de ces appréciations dissemblables sur un sujet tout matériel et de constation très-facile, il faut plutôt être surpris du peu de différences qui existent entre les résultats indiqués par un assez grand nombre d'accoucheurs.

Enfin, l'étendue de la circonférence de l'organe prise à la hauteur des trompes est de soixante-dix à soixante-treize centimètres en moyenne et celle d'une circonférence plus petite, mesurée à douze centimètres environ au-dessus de l'orifice externe, est de trente-cinq à trente-huit centimètres à peu près.

Si l'on compare maintenant les dimensions du corps et du fond de la matrice vide avec celle que nous venons d'indiquer, faisant abstraction même de ce qui appartient au col, on a peine à comprendre comment un si petit organe parvient en un temps relativement très-court, à acquérir des dimensions si extraordinaires.

Il faut signaler encore le développement disproportionné du *fond* de l'utérus par rapport au corps et au col, c'est surtout en comparant le peu d'élévation de ce fond au dessus de l'orifice des trompes dans une matrice même de multipare non enceinte, avec le même fond chez la femme arrivée à terme, qu'on est frappé de l'agrandissement excessif de cette région. Le fond seul fournit environ un tiers des dimensions totales, le canal tubaire se trouve alors à peu près au niveau de l'union du tiers supérieur avec les deux tiers inférieurs du diamètre vertical, situation qui contraste singulièrement avec celle des mêmes organes dans l'état de vacuité.

Cet accroissement excessif du volume de la matrice se produit graduellement de mois en mois, mais n'est pas, comme on le supposerait, le résultat d'une progression quotidienne uniforme; en effet, presque toutes les femmes enceintes qui savent se rendre compte de ce qu'elles éprouvent remarquent que l'expansion de la matrice est comme saccadée, qu'ainsi, elle est lente et presque insensible à certaines époques, tandis qu'à d'autres elle est beaucoup plus rapide et par conséquent plus évidente : néanmoins en ne s'arrêtant qu'à la considération des époques de trois, de six et de neuf mois, pour préciser davantage ces notions, on remarque dans l'accroissement de l'utérus une sorte de régularité.

Ainsi la turgescence produite dans les parois utérines au moment de l'ovulation spontanée, ou sollicitée par le rapprochement des sexes, se soutient quand la fécondation en a été le résultat. L'expansion de la matrice commence donc avec les premiers phénomènes de la grossesse et peut même les précéder.

A la fin du troisième mois, l'organe est devenu progressivement assez volumineux pour remplir à peu près l'excavation du bassin, son diamètre vertical mesure environ onze centimètres, abstraction faite du col; ses diamètres transversal et antéro-postérieur, pris un peu au-dessous de l'insertion des trompes utérines, ont à peu près la même étendue.

A six mois accomplis, la matrice a généralement de vingt et un à vingt-deux centimètres dans son diamètre vertical, seize centimètres dans son diamètre transverse pris au niveau des trompes de Fallope, et la dimension du diamètre antéro-postérieur mesuré à la même hauteur que le précédent est de treize à quatorze centimètres.

Nous avons indiqué le volume de l'utérus à terme.

Formes. — Les formes de la matrice telles que nous les avons représentées chez les femmes non enceintes varient peu dans les premiers mois. Tant que le volume du fond et du corps n'a pas atteint des proportions qui contrastent fortement avec les dimensions de la région inférieure restée presque stationnaire, les formes générales de l'organe ne sont que peu altérées. L'utérus est encore piriforme, sa face postérieure seulement a pris un accroissement exagéré par rapport aux autres parties ; mais, en somme, l'ensemble rappelle complétement la forme primitive. A une époque plus avancée, vers les deux tiers de la gestation environ, la portion supérieure très-développée comparativement au segment inférieur imprime à la totalité de la matrice un aspect tout différent. L'organe devient alors sphéroïdal et les portions sus-vaginale et vaginale du col ne semblent plus qu'un appendice dont le volume et la forme se trouvent en disproportion manifeste avec la forme et le volume acquis par le corps et surtout par le fond.

Puis dans les derniers mois, la participation graduelle du segment inférieur à l'accroissement général, la marche rapide du développement proportionnel de ce segment inférieur, l'adjonction des tissus fournis par la disparition de la région vaginale du col ajoutent au sphéroïde représenté par la portion supérieure et volumineuse de la matrice une partie qui, par sa forme, sert à constituer la petite extrémité de l'ovoïde dont l'utérus, entièrement développé, a la figure exacte.

On a prétendu que l'ovoïde utérin était généralement aplati d'avant en arrière, cela ne nous semble vrai qu'après la mort. Sur un cadavre couché sur le dos et dont on a ouvert l'abdomen, les tissus abandonnés aux lois physiques ayant obéi à la position qu'on leur a donnée, on voit la face antérieure de l'utérus aplatie sur le fœtus et la face postérieure moulée sur les régions qu'elle comprime ; mais pendant la vie, on peut s'assurer chez les femmes dont les parois abdominales sont minces, qu'au moins la face antérieure de la matrice est très-convexe, et si l'on veut la comprimer doucement pour la rendre plane, sous l'action passive de son contenu et surtout en raison de sa souplesse vitale particulière, dès que la compression a cessé, cette face reprend immédiatement sa convexité normale. Quant à la face postérieure, elle est également très-convexe dans les premiers temps, mais à terme, sur le cadavre au moins, l'exploration sur le vivant étant impossible, elle paraît en effet un peu aplatie. En est-il de même pendant la vie, ou est-ce là seulement encore un résultat cadavérique ? Nous y reviendrons quand il sera question de l'état général de l'utérus à terme.

La matrice affecte donc trois formes distinctes pendant le cours de la gestation. Piriforme, puis sphéroïde, puis ovoïde, tels sont ses changements successifs dont le moment d'apparition se trouve clairement expliqué par le mode d'augmentation de son volume. Aussi ces modifications dans la forme de la matrice ont-elles besoin, comme complément d'explication, d'une connaissance exacte de la marche physiologique de son accroissement. Nous l'étudierons bientôt.

Enfin il n'est pas rare d'observer, soit sur le vivant à travers les parois abdominales, soit sur le cadavre, directement à la surface des parois utérines, quelques bosselures plus ou moins prononcées. Elles sont produites par des parties fœtales qui, pendant la vie altèrent momentanément, par leur saillie, la forme régulière de l'utérus.

Direction. Quoi qu'on en ait dit, la direction normale de la matrice, en dehors de la grosssese, chez une femme saine est à peu près celle de l'axe du détroit supérieur, et si des circonstances nombreuses changent fréquemment cette direction, le fait commun de la situation du col regardant en arrière et du fond suivant une ligne sortant par l'ombilic est la règle chez un sujet sain, adulte et debout.

Cette direction se modifie à presque constamment pendant la grossesse; l'observation le démontre dans l'espèce humaine, le raisonnement le ferait pressentir (1). La ma-

(1) Cette modification de direction si fréquente, dans l'espèce humaine, qu'elle semble presque l'état normal, ne s'observe qu'à l'état d'exception chez les femelles des grands animaux; et encore ne sont-ce guère que les femelles unipares qui la présentent. Mais, dans les cas où elle existe comme fait exceptionnel, c'est surtout a droite qu'elle se produit. Elle est extrêmement rare à gauche. On jugera, d'après cela, de la valeur de quelques explicatons données par les auteurs, sur la cause de la déviation latérale droite de la matrice chez la femme. Mais les accoucheurs ont presque tous, jusqu'ici, négligé ou dédaigné l'étude de la gestation et de l'accouchement chez les animaux supérieurs. Elle a été pour nous rempli d'enseignements. Ainsi, contrairement à ce qu'on observe chez la jument, la génisse, la brebis, etc., les recherches d'Emmert sur la gestation des cheiroptères ont démontré, que chez tous les sujets qui se sont offerts à son étude, à une seule excep-

trice ayant augmenté de volume et ne pouvant plus être contenue dans l'excavation, forcée par conséquent de s'élever au-dessus du détroit supérieur, il était difficile qu'elle restât fixée sur la ligne médiane, la projection naturelle de l'angle sacro-vertébral, la courbure de la colonne lombaire surmontant cet angle expliquent suffisamment la tendance de la matrice à s'incliner plutôt sur l'un ou l'autre côté de la cavité abdominale.

Mais dans une proportion considérable, l'inclinaison de l'utérus a lieu du côté droit de la femme (1) et cette remarque si souvent répétée a été l'objet d'explications nombreuses dont quelques-unes, bien que reconnues fausses depuis longtemps, n'en continuent pas moins à être exposées dans les traités modernes. Pour nous, le fait de l'inclinaison latérale droite est lié directement à l'évolution de la matrice; mais après avoir rendu à ce phénomène physiologique son

tion près, l'utérus plein était situé dans le côté droit de l'abdomen, et les intestins refoulés vers le côté gauche. Cette similarité de conditions chez des individus, d'ailleurs si différents, jointe aux cas précédents, autorise à penser que le phénomène de la déviation utérine, pendant la grossesse, est régi par une loi commune, et qu'il est dans l'évolution de l'utérus analogue à celui qui, pendant la vie fœtale, ramène graduellement dans l'abdomen les intestins occupant primitivement la base du cordon ; ou dans le scrotum, les testicules d'abord placés sur les côtés de la colonne lombaire ; ou enfin, dans le côté gauche de la poitrine, le cœur précédemment situé sur la ligne médiane.

(1) Il faut être prévenu, une fois pour toutes, qu'en accouchement, quand on se sert des mots *droite* et *gauche*, à moins qu'on ne spécifie absolument qu'on entend parler de l'accoucheur, c'est toujours de la *droite* ou de la *gauche* de la femme qu'il est question.

véritable caractère, nous pouvons tenter de rechercher les causes vraies et naturelles qui en favorisent l'accomplissement.

Nous rejeterons d'abord toutes les circonstances dont la production est variable et toutes celles qui sont accidentelles et que la volonté peut modifier à son gré. A ce titre, nous devons exclure l'insertion du placenta sur l'un des côtés de l'utérus, l'habitude de se coucher sur l'un ou l'autre côté, celle de se servir de préférence de l'un ou de l'autre bras. D'ailleurs, l'observation vient ici à l'appui du raisonnement, car elle prouve que quelque soit le point de l'utérus sur lequel le placenta est inséré, le côté sur lequel la femme enceinte repose pendant le sommeil, et le bras dont elle se sert habituellement, l'obliquité latérale droite n'en existe pas moins.

Sur 100 femmes enceintes prises au hasard et examinées à l'hospice de la Maternité au commencement du neuvième mois de la grossesse :

76, offraient une obliquité latérale droite bien évidente.

4, une obliquité latérale gauche.

20, une obliquité antérieure sans inclinaison latérale appréciable.

Des 76 premières :

38, se couchaient habituellement sur le côté droit.

20, sur le côté gauche.

14, sur l'un ou l'autre indifféremment.

4, sur la région postérieure du tronc.

Les 4 femmes dont l'utérus était incliné à *gauche* se couchaient toutes les 4 sur le côté *droit.*

Des 20 dernières.

6, se couchaient sur le côté droit.

2, sur le côté gauche.

4, sur le dos.

8, sur l'un ou l'autre côté.

Quant aux autres circonstances purement anatomiques, il ne serait pas raisonnable d'affirmer qu'elles n'ont aucune influence sur l'inclinaison de l'utérus; il est possible, au contraire, qu'elles en aident la production, mais il est probable aussi que la part qu'elles prennent est bien secondaire.

Ainsi, la présence du rectum et de l'S iliaque du côlon, souvent distendu par des matières stercorales chez les femmes enceintes, peut aider à la production de l'inclinaison droite; mais combien de femmes affectées de diarrhée pendant la grossesse n'en présentent pas moins la matrice inclinée du côté droit.

La différence de longueur et de force des deux ligaments ronds, invoquée par Mme Boivin pour expliquer l'inclinaison droite de la matrice, ne nous paraît pas avoir une valeur plus grande que les circonstances précédentes. Il résulte de nos observations et de celles du docteur Rambaud, prosecteur des hôpitaux, que, même chez les femmes déjà accouchées, la plus grande longueur du ligament rond du côté gauche n'est pas aussi fréquente qu'on le dit, et qu'elle est surtout bien moins commune que ne l'est l'inclinaison latérale droite de la matrice pendant la grossesse.

Voici le résultat de dix mensurations prises au hasard, dans le but de comparer la longueur des deux ligaments ronds, droit et gauche.

Ligament rond.	Gauche.	Droit.
N° 1. Femme de 25 ans, multipare . .	120 mill.	94 mill.
N° 2. Femme multipare	90 mill.	110 mill.
N° 3. Femme multipare. 35 ans. . . .	85 mill.	100 mill.
N° 4. Femme multipare	128 mill.	99 mill.
N° 5. Femme multipare	130 mill.	120 mill.
N° 6. Femme de 40 ans, multipare . .	118 mill.	120 mill.
N° 7. Femme de 45 ans, multipare . .	110 mill.	120 mill.
N° 8. Femme de 20 ans, multipare . .	108 mill.	100 mill.
N° 9. Femme de 40 ans, multipare . .	120 mill.	112 mill.
N° 10. Femme de 25 ans, multipare . .	124 mill.	108 mill.

On ne peut tirer, on le voit, aucune conclusion absolue de l'étude que nous avons faite, quant à la part que prend la longueur des deux ligaments ronds dans la production de l'inclinaison latérale droite de l'utérus pendant la gestation. Toutes les autres circonstances anatomiques invoquées pour l'expliquer ne sont pas plus satisfaisantes. Il y a là autre chose évidemment, et le phénomène, comme nous l'avons dit, est lié très-probablement, à l'évolution même de la matrice.

Position. La grossesse ne modifie pas seulement la direction du fond et du corps de la matrice, la position générale des régions supérieures éprouve un changement sur lequel nous avons depuis longtemps appelé l'attention. La matrice présente, à dater des derniers mois, une tendance à se tordre sur elle-même et presque constamment dans le même sens, à ce point qu'il est difficile de méconnaître une liaison entre cette torsion et l'inclinaison latérale droite. En effet, l'organe se tord le plus communément de gauche à droite, de façon que sa face antérieure, au lieu d'être parallèle à la paroi abdominale et de lui être appliquée, regarde légèrement à droite : d'où il résulte que la paroi latérale gauche se trouve tournée un peu en avant, et la paroi latérale droite un peu en arrière.

Pour rendre plus clairement encore cette disposition du corps et du fond, on peut dire que chez un sujet couché bien carrément sur le dos, on voit, la paroi abdominale étant enlevée sans toucher à la matrice, on voit les annexes de l'utérus et les ovaires du côté gauche, et l'on ne voit pas les mêmes parties du côté droit, ces organes, au lieu d'être latéraux relativement à l'axe du tronc, se trouvant par la torsion de l'utérus, ceux du côté gauche portés en avant, ceux du côté droit tournés en arrière.

Cette torsion nous paraît être encore une des ces dispositions générales liées à l'évolution de la matrice. A l'état rudimentaire, pour ainsi dire, dans l'espèce humaine, cette torsion semble destinée à rappeler une disposition pareille présentée par l'utérus de quelques femelles animales en gestation, torsion qui, chez ces dernières, s'exagère parfois beaucoup et devient ainsi la cause de l'une des plus grandes difficultés du part.

Dans l'espèce humaine, cette torsion du corps et du fond de la matrice ne doit point être oubliée du praticien, à cause de certaines grandes opérations sanglantes qu'on est quelquefois dans la nécessité de pratiquer sur l'utérus. Quand nous parlerons de l'opération césarienne, nous aurons à rappeler ce qui a été dit de l'inclinaison et de la torsion de la matrice. La fréquence plus grande à gauche de certains bruits qu'on entend pendant la grossessé trouve aussi dans la torsion de gauche à droite une de ses explications.

2° COL. La question des modifications du col pendant la grossesse est une de celles qui ont fait naître le plus d'opinions différentes et même contradictoires parmi les accoucheurs. Aujourd'hui encore, bien que, pour nous, la science paraisse définitivement fixée sur ce point, surtout depuis la publication de l'excellent travail de M. le professeur Stoltz, sans remonter au delà des trente dernières années, on constate dans les traités une divergence d'appréciation des modifications du col pendant la grossesse dont il sera intéressant de chercher à expliquer les causes.

Les changements éprouvés par le col pendant la grossesse sont profonds, variés, et extrêmement importants au point de vue de l'art. Mais les différences individuelles, hors l'état de grossesse, sont si nombreuses ; les nuances offertes par le col dans ses caractères physiques sont tellement infinies que la gestation imprimât-elle exactement à tous les cols des modifications identiques, les résultats généraux seraient encore dissemblables, en raison de la diversité primitive des parties modifiées. De là, et d'autres causes encore, appréciées dans un instant, la confusion extraordinaire qui a régné dans les esprits sur un sujet dont l'étude devait sembler facile, puisque le col, dans sa partie vaginale au moins, se prêtait à tous les genres d'investigation.

Des idées très-nettes et très-absolues ont été exprimées il y a quelques années à propos de ce point intéressant, nous sommes certainement un peu la cause des atténuations encore insuffisantes qui se sont produites dans cet absolutisme. Il y a dans les modifications du col de la matrice pendant la grossesse des faits généraux, communs, quotidiens pour ainsi dire; nous l'enseignons depuis longtemps, mais combien de nuances, que de nombreuses et complètes exceptions à ces règles représentées comme immuables. Ainsi, le lecteur sera prévenu, nous allons tracer le tableau des modifications les plus ordinaires; mais ces nouveaux états du col sont sujets à des variations considérables qui trouvent leur source, soit dans ses conditions primitives et individulles, soit dans les conséquences des accouchements antécédents, soit enfin dans les phénomènes physiologiques ou morbides de la grossesse elle-même.

Pour se faire une idée vraie de la nature des changements du col de la matrice sous l'influence de la grossesse, il est nécessaire de se représenter exactement les caractères du col dans l'état de vacuité avec les nuances individuelles qu'il comporte et les variétés que les grossesses antécédentes et les accouchements amènent à leur suite. Ces caractères différentiels du col chez la femme qui n'a jamais eu d'enfant et chez celle qui en a eu un, ou plusieurs, ont été exposés dans l'étude anatomique; nous ne voulons ici rappeler que les conditions générales présentées par tous les cols, pourvu que la femme soit saine et qu'elle ne soit point actuellement enceinte. Sur ces caractères généraux, ainsi qu'on le verra, se feront sentir les modifications les plus prononcées.

Chez toutes les femmes adultes, saines, bien conformées et non enceintes, l'examen du col donnera les résultats généraux suivants : on le trouvera consistant, dense depuis la fermeté souple jusqu'à la dureté sans presque de souplesse; toujours, il tranchera par sa résistance ferme sur l'élasticité ou la mollesse du vagin, et d'autant plus que la femme aura fait plus d'enfants. Chez toutes les femmes nullipares ou multipares saines et non enceintes, le col présentera une certaine longueur, il fera une saillie prononcée dans le vagin chez les premières, ou constituera à peine un relief chez quelques-unes des secondes, mais il aura une certaine longueur. Chez toutes les femmes dans les conditions précédentes et non enceintes, l'orifice externe très-petit (nullipares), ou moyen (multipares), ou très-grand (accouchements nombreux), sera transversal et ne permettra jamais l'introduction de la phalange unguéale du doigt indicateur. Dans les orifices les plus ouverts, l'extrémité de la pulpe seule pénétrera entre les deux lèvres.

Chez toutes les femmes dans les conditions ci-dessus, adultes, saines, bien conformées, non enceintes, ces caractères généraux, tous les cols les présentent.

Pour qui n'aurait pu suivre pas à pas les changements imprimés par la gestation à cette partie de l'utérus, non-seulement tous ces cols deviendraient méconnaissables, mais (et nous ne serons pas contredits par les commençants) il arrive le plus souvent, dans les derniers mois, que la présence du col dans le vagin est impossible à constater pour qui n'a pas encore l'habitude de ces sortes de recherches. Quand il s'agira des applications à la pratique de l'art, nous dirons comment il convient de s'y prendre pour surmonter ces difficultés.

Le col ne subit pas seulement des changements dans ses caractères généraux, il en éprouve dans l'état physique de toutes ses parties constituantes ; aussi, examinerons-nous successivement ses modifications, 1° dans sa *fermeté*, 2° dans son *étendue* (longueur, largeur, épaisseur), 3° dans la *forme* et les *dimensions de ses orifices et de sa cavité*, 4° dans sa *direction*, 5° dans sa *position*.

1° *Fermeté*. La fermeté, la densité du col, la dureté même de quelques-uns vont faire place peu à peu à une excessive mollesse et parfois à une véritable flaccidité. Le col se ramollit donc par le fait de la grossesse, phénomène très-important et d'une grande utilité pratique. Mais ce ramollissement ne s'empare pas du col tout entier et tout à coup aussitôt que la grossesse existe ; *nul* dans les premiers temps, *à peine sensible* un peu plus tard, il ne devient *très-prononcé* qu'à une époque déjà avancée de la gestation et *tout à fait complet* que vers la fin, en un mot il est *graduel*.

La marche et la graduation de ce ramollissement sont soumises à des règles plus fixes que ne l'ont pensé beaucoup d'auteurs, nous en exceptons M. le professeur Stoltz, qui a très-justement indiqué la progession pour ainsi dire classique du ramollissement du col. Les variétés individuelles ne nous ont jamais paru avoir la moindre influence sur cette marche. Contrairement aux lois de l'induction qui conduiraient à considérer le ramollissement du col comme une extension, une suite nécessaire du même phénomène éprouvé par le corps de l'utérus, et par conséquent à supposer que cette mollesse doive commencer dans le col par la partie supérieure, c'est-à-dire celle qui fait suite au corps; contrairement à cette vue, logique en apparence, le ramollissement commence toujours par la partie la plus inférieure de la portion vaginale; il débute par les lèvres de l'orifice, envahit toute la circonférence de l'ouverture, puis s'étend un peu au-dessus, prend bientôt la moitié basse du museau de tanche, s'élève encore, s'empare complétement de la région vaginale, dépasse l'attache du vagin pour se continuer au delà, et atteignant enfin toute la partie sus-vaginale elle-même, le col se trouve avoir subi tout entier l'une des préparations nécessaires au dernier acte qu'il doit accomplir pendant la parturition.

Ainsi, le ramollissement envahit donc graduellement toute la hauteur du col, procédant de la partie la plus inférieure à la région la plus élevée; mais, de plus, ce ramollissement ne s'empare pas d'abord de l'épaisseur totale du tissu. La muqueuse seule, l'écorce du col, pour ainsi dire, est la première ramollie. On a comparé assez inexactement la sensation perçue alors, à celle que donnerait sous le doigt un tapis de drap sur une table; jamais cette comparaison ne donnera une idée juste de la sensation fournie par la muqueuse ramollie alors que les éléments anatomiques du tissu propre sont restés solides. Une lame de caoutchouc mince appliquée sur un corps dur quelconque ferait mieux pressentir l'espèce de sensation éprouvée par le doigt dans cette première période.

Nous ne comprenons guère ce qu'on a voulu dire dans ces derniers temps en parlant, à propos du ramollissement, de la nécessité de tenir compte de la longueur *réelle* du col chez les primipares. Y a-t-il donc une longueur *apparente*?

Voici probablement ce qui a donné lieu à cette confusion. La notion de l'étendue *absolue* du ramollissement ne sert à rien : savoir que ce ramollissement occupe trois ou cinq ou six millimètres, si la longueur totale du col n'est pas spécifiée, c'est ne rien savoir d'utile. Dire au contraire, le tiers, la moitié, les trois quarts de l'étendue du col sont ramollis sans indiquer même la longueur de ce col, est une connaissance fort importante. Or, comme le col des primipares est plus long que celui des multipares, à époque égale de grossesse l'étendue *absolue* du ramollissement pourra être plus considérable chez les premières que chez les secondes, bien que l'étendue *relative* (à la longueur générale du col) ne soit qu'égale ou même inférieure. Supposons, par exemple, une *primipare* dont le col ait en longueur totale trois centimètres, et une *multipare* dont le col ait deux centimètres seulement. Si le ramollissement a pris un centimètre de ces deux cols, il est clair que, l'étendue *absolue* étant la même (un centimètre) chez les deux femmes, l'étendue *relative* est beaucoup plus considérable chez la multipare, car chez elle la *moitié* du col est ramollie et le col de la primipare n'est mou que dans un *tiers* de sa longueur.

Enfin il y a une grande exagération à indiquer le ramollissement comme *beaucoup* moins prononcé et *beaucoup* plus lent dans ses progrès chez la primipare que chez la multipare. La vérité est qu'il est quelquefois un peu moins marqué, et que s'il paraît marcher un peu plus lentement dans quelques cas, souvent aussi on peut constater qu'aux mêmes époques il envahit une étendue proportionnellement aussi grande dans les deux classes de femmes (1).

En résumé, le col de l'utérus se ramollit complètement sous l'influence de la grossesse. Ce ramollissement suit toujours la même marche, il procède de l'orifice externe vers le corps de l'organe. Il survient graduellement et occupe d'abord la muqueuse. Il est généralement complet au dernier mois.

2° *Étendue* (longueur, largeur, épaisseur). Il n'y a peut-être pas une partie de l'art des accouchements qui ait jamais été l'objet d'assertions aussi contradictoires. On a fait sur les modifications d'étendue et principalement de longueur du col produite par la grossesse, nous ne dirons pas toutes les observations, mais toutes les suppositions imaginables. Pour les successeurs de Baudelocque, le col se *raccourcissait* progressivement, et jusqu'à Désormeaux on constatait approximativement l'époque de la grossesse par ce degré de raccourcissement. M. Velpeau partageait cette opinion : cependant l'éminent chirurgien disait déjà dans sa dernière édition que sa confiance dans les idées de Désormaux était fortement ébranlée. D'un autre côté, Mme Boivin et quelques accoucheurs, à la suite, voulurent que le col *s'allongeât* beaucoup sous l'influence de la grossesse. Enfin M. Stoltz enseigne que le col *ne se modifiait pas* dans sa longueur pendant la gestation, excepté à une époque très-rapprochée du terme.

(1) M. Cazeaux a pensé, lui aussi, que le ramollissement était *beaucoup* moins prononcé et *beaucoup* plus lent chez les primipares (Traité d'accouchements, page 96, sixième édition), et dans son résumé (page 157, même édition) il le présente comme identique chez les deux classes de femmes!

Comment sur un fait matériel, constatable par les moyens d'exploration pendant la vie et pouvant être jugé quelquefois par l'examen cadavérique, comment des opinions diamétralement opposées ont-elles pu être produites par des personnes à peu près également habiles ou tout au moins également habituées à ces sortes d'investigations? Nous le rechercherons tout à l'heure. Mais disons d'abord ce que nous pensons nous-même des modifications dans la longueur du col pendant le cours de la grossesse.

Procédons toujours par la même méthode. Rappelons brièvement les dimensions physiologiques du col dans les différentes classes de femmes.

Chez toutes les femmes adultes, saines et bien conformées, nullipares ou multipares, non enceintes, le col a de la longueur, avons-nous dit. Cette longueur, grande chez la primipare, oscille entre 3 à 4 centimètres pour les deux régions sus et sous-vaginales. Chez les multipares, cette étendue peut être réduite à 1 ou 2 centimètres en totalité, même à quelques millimètres pour la portion vaginale. Il y a ici des variétés innombrables.

Jusqu'au huitième mois, sur plus de mille femmes, nous avons trouvé le col ayant de la longueur; il faisait saillie dans le vagin, saillie très-molle parfois, il est vrai, et qu'il faut quelque habitude pour distinguer.

Nous avons examiné la même femme pendant dix-sept ans dans quinze grossesses, et nous avons pu l'examiner de nouveau un grand nombre de fois pendant les intervalles qui séparent chaque gestation, nous n'avons jamais pu apprécier de diminution dans la longueur du col jusque dans le courant du neuvième mois. Cette femme se prêtait d'au-mieux à cette constatation qu'elle a conservé la portion vaginale encore très-longue (un centimètre et demi au moins en arrière), bien qu'elle ait été enceinte quinze fois (1).

L'objection qu'on peut toujours faire en se fondant sur l'ignorance où se trouve le médecin de la véritable longueur du col en dehors de la grossesse, ignorance qui empêche de juger sainement les modifications d'étendue; cette objection n'est pas admissible dans ce cas, non plus que dans beaucoup d'autres, les dimensions du col étant connues dans l'état de vacuité.

Non, le col ne diminue pas de longueur jusqu'aux dernières semaines de la grossesse; et si des hommes habiles s'y sont trompés, cela tient probablement, en partie, à ce qu'ils mesuraient toujours le col par son extérieur, en portant le doigt dans les culs-de-sac vaginaux. Le ramollissement excessif des derniers mois fait facilement croire à la diminution de la saillie formée par le museau de tanche, parce qu'on ne rencontre plus au fond du vagin cette résistance qui signale le col, sur-le-champ, même à un doigt inhabitué; mais si, au lieu de chercher à apprécier la dimension du col par l'extérieur, on choisit une multipare pour l'examen (on verra pourquoi plus bas), et si l'on mesure ce col à l'intérieur, on se convaincra alors que sa longueur n'a pas diminué, en constatant l'étendue longitudinale de sa cavité et en remarquant qu'on est obligé de

(1) Pour le dire en passant, cette assertion répétée partout : *les grossesses usent le col de plus en plus,* est vraie en général, mais soumise à de nombreuses exceptions. Certaines femmes, après dix grossesses, ont le col plus long que d'autres après trois ou quatre; cependant, entre les primipares et les multipares, il y a presque toujours une différence de longueur appréciable. Le col de la primipare est le plus long.

faire pénétrer une à deux phalanges pour parvenir à toucher l'orifice interne. Par cette méthode facile, on arrivera également à cette conviction que la longueur n'est point augmentée, comme quelques auteurs l'ont dit.

Mais ce mode d'examen étant impossible chez le plus grand nombre des primipares, notre conclusion, quant à présent, ne peut s'appliquer à cette classe de femmes. Nous allons dire quelles modifications éprouvent les dimensions du col, chez elles, en étudiant le mécanisme de l'effacement à la fin de la grossesse.

L'hypothèse ancienne n'est plus soutenable aujourd'hui, elle est en désaccord formel avec les résultats de l'observation ; l'effacement progressif du col dans les dernières semaines de la grossesse ne peut pas avoir lieu, comme le croyait Baudelocque, par l'évasement graduel de l'orifice interne et la participation incessante de la cavité du col à la formation de la cavité générale. Si cela était, l'orifice interne serait constamment et largement ouvert ; or, on constate, chez les multipares, qu'il est clos le plus souvent ; et, dans les cas exceptionnels, il est ordinairement plus étroit que l'autre, ainsi que nous le dirons dans un instant. Cela suffit pour faire rejeter absolument l'explication de Baudelocque, quant aux multipares, au moins.

M. le professeur Stoltz a donné, de la diminution du col, une explication beaucoup plus juste. Chez les primipares, les deux orifices se rapprochent l'un de l'autre ; le col s'aplatit verticalement et se renfle dans le sens transversal ; les deux orifices s'étant rapprochés, le col de ces femmes, par conséquent, est diminué de longueur et augmenté de volume. Nous ajouterons que, dans ce nouvel état, la distension produite par l'œuf, jointe à l'hypertrophie du segment inférieur, achève peu à peu l'effacement de la région vaginale. Mais l'œuf ne fait pas disparaître le col en s'engageant dans sa cavité, comme on l'a dit et comme on le répète encore aujourd'hui. En d'autres termes, le col s'efface à la fin de la grossesse, comme conséquence de son ramollissement et du développement du segment inférieur de l'utérus; la pénétration de l'œuf dans sa cavité n'est qu'un phénomène secondaire. La cavité du col ne disparaît pas, le col lui-même ne s'efface pas en vertu de l'engagement de l'œuf; c'est, au contraire, par suite du développement du segment inférieur de la matrice, entraînant, comme résultat, la réunion de la cavité du col à celle du corps et l'effacement du col lui-même; c'est par suite de ces trois phénomènes synergiquement liés entre eux que s'opère l'envahissement de l'œuf. Ces deux effets, effacement du col et engagement du produit de la conception, sont presque simultanés, sans doute, dans le plus grand nombre de cas ; mais l'engagement de l'œuf n'est certainement pas la cause absolue de l'effacement du col, autrement ce dernier conserverait sa longueur, lorsque l'œuf reste élevé jusqu'au travail et pendant le travail à terme; or, cela ne s'observe pas, et le col s'efface, même quand l'œuf est assez éloigné de lui. Enfin, non-seulement l'œuf ne descend toucher l'orifice externe que par ce mécanisme, mais cet orifice externe doit remonter un peu, lui-même, comme à la rencontre de l'œuf: l'effacement complet de la portion vaginale du col n'est pas intelligible sans admettre ce dernier phénomène.

La disparition de la région vaginale du col a lieu par un procédé analogue chez les multipares. Chez les unes et les autres, il est probable que les contractions indolores de l'utérus à la fin de la grossesse aident à l'effacement de cette région. Il y a, en effet, plus d'un rapprochement à établir entre le mécanisme de cet effacement et celui de la dilatation de l'orifice pendant le travail de l'accouchement.

Les autres dimensions du col et son volume général ne se modifient point d'une manière notable pendant la première moit de la gestation, le ramollissement du pourtour de l'orifice boursoufle seulement un peu la muqueuse ; mais quand le museau de tanche est tout à fait ramolli, il augmente alors de largeur et d'épaisseur, à cause de son imbibition d'abord, et aussi de la forme spéciale qu'il affecte chez les différentes classes de femmes.

Les auteurs qui ont commis l'erreur de croire à une augmentation considérable du volume général du col, ou bien ont observé quelques cas exceptionnels, ou bien ont substitué à l'examen direct une idée préconçue. L'utérus quintuplant de dimensions pendant la grossesse, comment concevoir que le col s'accroisse à peine dans son volume? Il ne faut pas oublier, pour se rendre compte de cette apparente contradiction, que l'évolution utérine se passe à peu près uniquement dans le fond et le corps; le segment inférieur est presque étranger à ce développement considérable, ou du moins, il y participe d'une manière éloignée pendant les sept à huit premiers mois, pour y concourir complètement et rapidement dans les dernière semaines de la grossesse.

Ainsi, en examinant le col de l'utérus d'une femme morte immédiatement après l'accouchement à terme, on le trouve, comme on le dit « *reformé,* » et son étendue est en rapport proportionnel avec la totalité de la matrice. Il n'en est pas de même du col, examiné sur le cadavre d'une femme enceinte de six à sept mois, morte sans commencement de travail. Ni la longueur, ni le volume du col ne sont en rapport avec les dimensions déjà très-considérables du corps et du fond de l'utérus.

En résumé, le col ne diminue pas de longueur pendant la grossesse, excepté dans les dernières semaines et par un mécanisme qui est le même chez toutes les femmes. Le col des primipares se renfle vers son centre, ses dimensions en largeur et en épaisseur sont par conséquent un peu augmentées dans ce point; chez les multipares, la portion inférieure surtout présente un volume un peu plus grand que hors l'état de grossesse. Enfin le col de l'utérus, comme le segment inférieur, ne participe à l'accroissement général de la cavité utérine qu'à une époque rapprochée du terme.

Ces notions sur les changements dans les dimensions et le volume vont s'éclairer encore et se compléter par l'examen des modifications dans la forme des orifices et de la cavité.

3° *Formes et dimensions des orifices et de la cavité du col.* Les changements dans les orifices et la cavité sont, sans contredit, le point aujourd'hui le mieux connu de l'histoire de la grossesse, et les dissidences ne portent que sur des nuances d'un intérêt secondaire.

Il faut tout d'abord établir une distinction indispensable entre les *primipares* et les *multipares*, les modifications étant absolument différentes pour chacune de ces deux classes de femmes.

Primipares. Une fente transversale de quelques millimètres, bordée de deux lèvres en contact l'une avec l'autre, des commissures absolument pures de tout pli, de tout relief, de tout anfractuosité, donnant au doigt la sensation des lobules du nez. La cavité et l'orifice interne inaccessibles sans violence à nos moyens ordinaires d'exploration. Tels sont, en quelques mots, les principaux traits distinctifs des orifices et de la cavité du col chez la femme nullipare non enceinte.

Un des premiers effets de la grossesse est d'arrondir la fente transversale de l'orifice externe ; au lieu d'une fissure transverse, le doigt perçoit une dépression arrondie qui a la forme d'une petite cupule très-régulière. Mais cet orifice demeure clos, ou à peu près, dans le plus grand nombre des cas jusqu'à la fin de la gestation.

Les exceptions à cette dernière règle sont loin d'être aussi rares qu'on l'enseigne. M. Cazeaux, qui n'avait d'abord admis aucune de ces exceptions, a changé d'opinion depuis. Il nous est permis de croire que nous ne sommes pas étrangers à ce changement, bien qu'il ne nous l'attribue point. L'orifice externe reste fermé, disait-il; depuis, il a ajouté, ou du moins très-étroit; mais c'est là une concession encore insuffisante, parce qu'elle n'exprime pas la réalité. Il y a des femmes *primipares* n'ayant jamais fait de fausse couche, n'ayant jamais été touchées, et dont l'orifice externe est, à la fin de la grossesse, et *sans travail prématuré*, assez ouvert pour laisser pénétrer l'indicateur. Dans ce cas, on constate presque toujours, à la circonférence intérieure de l'orifice externe, un petit cercle mince, fin, un peu tranchant et plus ferme que le tissu même du col ramolli.

Chez les primipares, l'orifice externe, quand il est ouvert, l'est généralement moins que chez une multipare : voilà la vérité.

Il nous a été possible, chez quelques primipares présentant l'exception que nous venons de signaler, d'apprécier l'agrandissement de la cavité du col amené, comme nous l'avons dit, selon M. Stoltz, par une sorte d'écrasement, d'aplatissement de haut en bas, d'où le rapprochement l'un de l'autre des deux orifices; le toucher extérieur du col, par les culs-de-sac vaginaux, paraît confirmer l'assertion du professeur de Strasbourg. Nous n'avons jamais pu cependant, nous assurer, dans ces cas, de l'état de l'orifice interne.

Multipares. L'orifice externe des multipares se présente, avons-nous dit, sous la forme d'une fente transversale, d'un centimètre et plus de longueur, un peu béante, de façon à laisser pénétrer une petite partie de l'extrémité de la pulpe du doigt, avec deux lèvres plus ou moins irrégulières, mamelonnées ou déchiquetées. Jamais chez la femme saine et non enceinte on ne peut faire pénétrer largement l'indicateur dans l'orifice externe.

Pendant la grossesse, cet orifice s'arrondit, s'ouvre peu à peu, et la cavité du col prend part à l'évasement, mais d'une manière inégale. La partie inférieure de cette cavité est presque aussi largement dilatée que l'orifice lui-même, mais l'agrandissement diminue en se rapprochant de l'orifice interne, de façon à donner à la cavité du col tout entière la forme d'un cône, dont la pointe est en haut et la base à l'orifice inférieur. On a comparé avec justesse cette forme de la cavité à un éteignoir, à un entonnoir, au gros bout du stéthoscope, à un dé à coudre, etc.

L'orifice interne de la cavité du col, au contraire, reste généralement fermé pendant toute la durée de la gestation, et le doigt poussé jusqu'à lui perçoit comme un froncement de la partie supérieure de cette cavité. Il est assez commun de rencontrer en dedans des parois quelques granulations étrangères à l'arbre de vie, et que nous avons signalées déjà. Telles sont les modifications les plus ordinaires imprimées par la grossesse aux orifices et à la cavité du col chez cette classe de femmes. Mais les choses ne se passent pas toujours ainsi.

Parfois, chez les multipares qui n'ont pas été touchées et chez lesquelles aucun indice de travail prématuré ne s'est montré jusque-là (on verra pourquoi cela est important à noter), l'orifice interne est ouvert et assez largement pour que le doigt puisse atteindre directement les membranes de l'œuf plusieurs semaines avant le terme. Les femmes qui présentent cette exception sont peut-être plus que les autres prédisposées à accoucher prématurément; cependant on constate aussi cette disposition dans le dernier tiers de la grossesse chez des sujets qui n'accouchent néanmoins qu'à neuf mois.

L'orifice interne ainsi ouvert exceptionnellement ne l'est presque jamais autant que l'orifice externe, à moins qu'il n'y ait eu des contractions utérines. Dans cette exception, par conséquent, la cavité du col et les deux orifices forment ensemble un long canal en cône tronqué dont la base est à la partie inférieure.

Direction. Le col est généralement dirigé en arrière, son orifice externe est tourné en bas et vers l'articulation sacro-coccygienne; il occupe la ligne médiane ou à peu près chez les femmes qui n'ont pas eu d'enfant; en un mot, l'axe normal du col, quoi qu'on en ait dit, est celui du détroit supérieur. Telle est la direction de cette partie de l'utérus lorsque la femme n'est point enceinte. Cette direction du col n'est d'ailleurs que la conséquence nécessaire de celle du corps dans l'état physiologique.

La grossesse amenant dans le fond et le corps de l'utérus un changement de direction étudié précédemment, et le mouvement d'inclinaison de la matrice étant général, le col obéit nécessairement à la nouvelle situation des régions supérieures de l'organe. Le corps basculant de gauche à droite porte le col de droite à gauche, et c'est en effet du côté gauche de la femme qu'il se place le plus souvent dès que la grossesse est un peu avancée. Il est inutile, par conséquent, de rechercher la cause de cette inclinaison, puisqu'elle se lie naturellement à la déviation latérale droite de la masse de l'utérus. On devine que si la déviation du corps vient à se produire à gauche, le col s'inclinera à droite, et dans les cas, relativement rares, où la matrice demeure fixée sur la ligne médiane, le col occupe aussi le milieu du diamètre transverse de l'excavation.

Cette direction habituelle du col à gauche, jointe à une autre cause dépendante de la situation ordinaire du fœtus, dont nous parlerons en son lieu, explique comment les fissures de l'orifice externe du col chez les femmes déjà accouchées existent plus fréquemment vers la commissure gauche de cet orifice. Mais nous ne faisons ici qu'indiquer ce résultat, dont l'explication sera donnée complétement à propos des positions du fœtus dans la matrice.

Position. Il est bien difficile d'indiquer positivement la véritable situation du col utérin par rapport à sa hauteur dans le vagin et dans l'excavation pelvienne, surtout chez les femmes qui ont eu des enfants, la position du col étant sujette à des variations infinies en dehors de la grossesse.

Sans parler des sujets dont le col est dans une position véritablement pathologique, tant son abaissement est considérable, sans que la femme en ait la conscience et souvent sans qu'elle en souffre, nous croyons pouvoir considérer les nuances de position du col chez les femmes accouchées et actuellement non enceintes comme aussi nombreuses que les individus. Cela est vrai à un moindre degré chez les femmes nullipares, celles-ci ont généralement le col situé plus haut, et l'on sait qu'il est aussi plus long, car s'il ne possédait qu'une longueur égale à celui des multipares, il paraîtrait plus élevé encore. Entre autres causes, l'état du vagin, dans ces deux classes de femmes, fait comprendre cette différence. Chez les nullipares, même quand elles abusent du coït, le vagin est toujours plus ferme, plus étroit, plus rigide, à ce point qu'un doigt habitué distingue, presque à coup sûr, en pénétrant dans le canal et par conséquent avant d'avoir atteint le col, si la femme examinée a déjà fait ou non des enfants. Cette rigidité du vagin constitue une sorte de soutien pour l'utérus. Au contraire, le ramollissement et les dilatations énormes qu'entraînent les grossesses et les accouchements laissent au canal plus ou moins de flaccidité, et le poids de la matrice joint aux efforts et aux habitudes de la vie suffisent pour déterminer les nuances si nombreuses démontrées par l'observation journalière.

Théoriquement, la grossesse augmentant le poids de l'utérus doit, dès le début, amener dans le col, ou dans la matrice tout entière plutôt (puisque l'allongement du col n'existe pas), un abaissement constatable; puis, à la fin de la gestation, l'extrémité inférieure de l'ovoïde utérin trop volumineuse pour plonger beaucoup dans l'excavation doit, tiraillant en haut le vagin, déterminer une élévation du col plus grande qu'avant la grossesse. Ce double résultat a lieu quelquefois, sans doute, le dernier surtout, mais combien de différences encore suivant les femmes ! Il y a des sujets dont le col est difficile à atteindre pendant toute la durée de la gestation; il en est d'autres qu'on peut toucher avec la plus grande facilité à toutes les époques. On objectera peut-être qu'il ne s'agit point ici d'un abaissement ou d'une élévation *absolus*, mais *relatifs* à la situation du col avant la grossesse; il serait seulement plus bas ou plus haut qu'il ne l'était, sans pour cela être nécessairement facile ou difficile à atteindre. Par exemple, le col étant à sept centimètrs de profondeur dans le vagin, la femme n'étant pas enceinte, il sera au-dessous de cette limite dans les premiers mois et au-dessus dans le neuvième. Nous ne nions pas la possibilité du fait, mais on nous concédera que pour l'affirmer, il faudrait mesurer avec soin la hauteur du col avant et pendant la gestation chez les mêmes femmes.

Au reste, nous formulerons ainsi notre opinion sur ce sujet : il est douteux, chez les primipares surtout, que le col s'abaisse au début de la grossesse ; il est plus certain qu'il s'élève à une époque rapprochée du terme.

Enfin, il existe dans les derniers jours de la grossesse une modification dans la position du col ou plutôt de l'orifice, car à cette époque le col existe à peine ou n'existe plus, modification dont la connaissance est d'une grande utilité pour l'accoucheur et aussi la source de difficultés pour le jeune médecin.

En introduisant l'indicateur dans le vagin d'une femme à terme ou à peu près, on est tout d'abord arrêté le plus ordinairement par une très-grosse tumeur arrondie, fort dure, mais recouverte d'une couche de parties molles facile à constater en pressant légèrement; cette tumeur occupe toute la capacité de la région supérieure de l'excavation et descend quelquefois plus ou moins bas jusqu'au tiers, à la moitié et même plus, de la hauteur du petit bassin. Cette tumeur, constituée par le crâne du fœtus, est recouverte par le segment inférieur de l'utérus, qui est lisse, souple et tendu; mais c'est en vain d'abord que, sur elle, le doigt cherche à reconnaître la portion persistante du col, ou l'orifice, si le col est complétement effacé. Il semble, en réalité, qu'il n'y ait ni col ni orifice. C'est qu'en effet, le col ou l'orifice se sont portés tout à fait en arrière et en haut de la tumeur, et ce n'est qu'en s'y prenant comme nous le dirons à l'article *Toucher*, qu'on parvient à constater leur présence dans une position où on ne les eût jamais soupçonnés.

Nous avons vu tant de fois les élèves et les jeunes médecins embarrassés pour trouver l'orifice ainsi placé, que nous avons cru devoir donner à ce fait une mention toute particulière, d'autant plus que cette situation de l'orifice ne se rencontre qu'aux approches du terme de la grossesse ou au début du travail, époque à laquelle l'accoucheur est le plus souvent appelé à donner un avis.

En résumé, les lois des modifications du col sous l'influence de la grossesse, telles qu'on les expose aujourd'hui, sont justes, mais trop absolues. Les exceptions sont très-nombreuses. Néanmoins ces lois existent et représentent la majorité des faits.

Elles se réduisent à ceci :

Le col se ramollit pendant la grossesse. Le ramollissement commence par l'orifice externe et marche vers le corps de l'utérus.

Le col ne se raccourcit pas, excepté dans les dernières semaines et un peu plus tôt chez les primipares. Il s'efface complétement à terme, excepté parfois dans la première grossesse. Il peut former alors un léger relief, même au début de l'accouchement. Mais tout ceci n'est vrai que lorsqu'il n'y a pas de travail prématuré, car les contractions opèrent en quelques heures des modifications que la grossesse seule n'eût produites qu'en plusieurs semaines.

L'orifice externe est généralement fermé jusqu'à l'accouchement chez les primipares, mais les exceptions à cette règle ne sont pas très-rares. Dans ces cas exceptionnels, l'orifice est moins ouvert que celui des multipares et est souvent entouré en dedans d'un anneau fin et rigide.

L'orifice externe chez les multipares s'ouvre largement dans les trois derniers mois, la cavité du col a la forme d'un cône à base inférieure, l'orifice interne reste fermé jusqu'à neuf mois ; mais, par une exception assez commune, il peut être dilaté avant la fin de la grossesse.

Enfin, le col est généralement incliné à gauche; son abaissement, comme loi générale, est douteux dans les premiers mois chez les primipares et moins contestable chez les multipares, son élévation vers la fin de la grossesse est plus commune (1).

(1) Il est un grand nombre de causes d'erreurs inhérentes aux recherches faites dans le but de différencier les modifications du col chez les primipares et les multipares; aussi presque tous les jeunes médecins sont trompés sur cette question, et principalement dans les hôpitaux.

Les fausses couches antécédentes, le toucher répeté, un commencement de travail prématuré qui a cessé, l'abandon d'un premier enfant, des considérations sociales nombreuses, le désir d'être nourrice, l'abus du coït, peut-être, sont autant d'occasions d'erreurs.

Ainsi, quand on ne prend pas le soin de demander expressément aux femmes si elles ont fait des fausses couches, beaucoup d'entre elles, sans intérêt à tromper, n'en parlent pas; et à la question : — Avez-vous déjà eu des enfants ? — répondent : — Non — sans hésiter. Plus souvent encore, des femmes ayant eu une ou plusieurs grossesses tiennent à passer pour primipares ; ce sont, dans les hôpitaux, celles qui déjà ont abandonné un ou deux enfants et qui, ayant l'intention d'abandonner encore celui qu'elles portent, veulent, par honte, faire accroire qu'elles sont enceintes pour la première fois. Dans la pratique de la ville, une multitude de considérations sociales qu'on devine, peuvent engager la femme à se donner comme primipare, bien qu'ayant eu un enfant. Dans les hôpitaux, dans les cours, les femmes sont examinées par un grand

3° Cavités. *Cavité du corps* (forme, capacité). Quand le volume du corps de la matrice a atteint la limite de son développement, les parois, comme nous le dirons, conservant à peu près la même épaisseur (voyez *structure*), la cavité de l'organe a nécessairement été modifiée dans sa forme et dans sa capacité. Le changement de forme est surtout frappant chez la primipare : triangulaire avant la fécondation, les côtés du triangle qu'elle figure sont à la fois courbes et convexes en dedans ; dès les premiers mois de la grossesse la cavité s'arrondit, devient sphérique, et, par l'addition de la région cervicale dans les dernières semaines, la cavité totale de l'utérus traduit fidèlement en dedans la forme générale de l'organe en dehors.

En rapport avec le volume, la capacité utérine a donné

nombre d'élèves et de jeunes docteurs pour l'enseignement de l'art, et combien de fois n'avons-nous pas vu, en quelques heures, un véritable col primipare transformé en multipare, par l'introduction répétée du doigt ; ou bien un col multipare avec l'orifice interne fermé, c'est-à-dire dans la règle, présentant bientôt cet orifice largement ouvert, disposition qui, pour n'être pas rare en dehors de cette cause, constitue néanmoins une exception. Un commencement de travail prématuré, et peut-être l'abus du coït pendant la grossesse, donneront encore à une primipare quelques-uns des caractères de la multiparité, la première de ces causes sûrement et parfois en l'espace de quelques heures ; la seconde plus douteusement et en quelques semaines, à moins que, *balistiquement*, le coït ne vienne à provoquer les contractions qui modifieront le col en un temps très-court. Enfin, certaines femmes, au contraire, n'ont jamais eu d'enfant et veulent à la première grossesse se faire passer pour multipares : ce sont, par exemple, quelques-unes de celles dont l'intention est de se placer comme nourrices, quand elles savent que les familles et les médecins préfèrent les femmes qui ont eu déjà un nourrisson.

lieu à des appréciations assez différentes, les causes propres à faire varier l'une amenant forcément les mêmes variations dans l'autre. La cavité utérine, chez la primipare non enceinte, a en capacité deux à trois centimètres cubes. Au terme de la grossesse, cette capacité serait de deux cent cinquante à trois cents pouces cubes, selon Krause; de trois cents à quatre cents suivant M. Simpson. Ces derniers chiffres nous paraissent exprimer mieux la réalité.

Un peu plus grande avant la grossesse, la cavité utérine acquiert en moyenne les mêmes dimensions chez la multipare. Là encore se rencontrent des variétés nombreuses dont nous avons indiqué les causes à propos des modifications de volume.

Cavité du col. Le résumé des modifications du col donne une idée suffisante des changements qui s'opèrent dans sa cavité selon l'état de primiparité ou de multiparité.

Chez les primipares, la cavité augmente à la partie moyenne ; chez la multipare, la cavité s'élargit par la partie inférieure. Les déchirures de l'orifice externe amenées par les accouchements antécédents sont-elles la cause de cette différence ? Cela est au moins douteux.

4° ÉTAT PHYSIQUE GÉNÉRAL DE L'UTÉRUS (*fond, corps, col*) AU TERME DE SON DÉVELOPPEMENT (*aspect, forme, coloration, poids, rapports*).

Aspect, forme. Quand on a l'occasion, assez peu commune d'ailleurs, de pratiquer l'autopsie d'une femme morte au commencement d'un travail à terme avant qu'aucune partie de l'œuf n'ait été expulsée, les parois abdominales étant enlevées, on n'aperçoit pour ainsi dire que l'utérus ; tous les autres viscères sont refoulés, la masse intestinale est rejetée en partie en haut et en partie à gauche. Enfin la cavité de l'abdomen paraît occupée aux trois quarts par l'énorme organe qui contient le produit de la conception. Inclinée de droite à gauche et de haut en bas, la matrice, dans son ensemble, offre l'aspect d'un ovoïde volumineux, dont la petite extrémité plonge dans l'excavation du bassin et n'est pas entièrement visible, dont la grosse extrémité, au contraire, est tout entière aperçue par sa face antérieure. La torsion de l'organe sur son axe ramène un peu en avant la partie latérale gauche et laisse voir les annexes de ce côté, ceux du côté opposé sont tournés légèrement en arrière et cachés sous la face latérale droite.

Si l'on redresse l'utérus et si on le soulève de manière à pouvoir examiner à la fois les faces antérieure et postérieure, on est tout d'abord frappé d'une certaine dissemblance entre ces deux régions, la face antérieure étant très-convexe, la seconde l'étant au contraire beaucoup moins et offrant même un léger applatissement. Il est difficile de décider si cette disposition existe pendant la vie. De plus on remarque l'altération de l'ovoïde par un faible resserrement qui répond à la réunion des deux tiers supérieurs avec le tiers inférieur au niveau de la circonférence utérine en rapport avec le contour du détroit supérieur.

L'insertion des trompes et celle du ligament de l'ovaire qui se trouvaient, avant la grossesse, au niveau du bord supérieur de l'utérus se voient à présent à la réunion du tiers supérieur avec le tiers moyen, c'est-à-dire à douze centimètres environ au-dessous du point le plus élevé du fond de l'organe. Indépendamment de ce changement opéré dans les rapports primitifs de ces insertions, Rœderer a avancé qu'elles étaient plus rapprochées de la région antérieure que de la région postérieure, et il a expliqué cette modification par le développement proportionnellement plus grand de la paroi postérieure de l'utérus. Nous ne savons si ce fait et l'explication que Rœderer en a donné doivent être acceptés sans contrôle; pour notre part, nous pouvons assurer que les matrices que nous avons pu examiner sur les cadavres de femmes mortes à une époque avancée de la grossesse, nous ont présenté une disposition toute contraire à celle que Rœderer a signalée. La vingt-troisième planche du grand ouvrage de W. Hunter nous semble fournir une preuve à l'appui de notre opinion.

Mais il importe de faire observer que ces dernières remarques ne s'appliquent nullement à l'insertion des ligaments ronds, lesquels, dans l'état de gestation, semblent naître bien plus de la face antérieure de l'utérus que de ses régions latérales, et se trouvent ainsi placés sur un plan plus antérieur que dans l'état de vacuité.

Coloration. La masse générale de la matrice complétement développée est d'une teinte rose pâle un peu plus foncée que la muqueuse vaginale dans l'état physiologique chez la femme non enceinte. Mais pendant la vie, l'afflux du sang dans les parois de l'organe le rend fort différent de ce qu'il est sur le cadavre, quant à la coloration; il offre, sur le vivant, une teinte rouge prononcée qui disparaît après la mort et aussi après l'accouchement, et dont on ne peut juger que lorsqu'on pratique l'opération césarienne, soit sur la femme vivante, soit au moment où la femme vient de mourir.

Poids. De quarante à soixante grammes avant la grossesse, le poids de la matrice doit croître en proportion de son volume puisque l'organe conserve à peu près son épaisseur. En effet, l'utérus à terme, son contenu évacué, pèse environ de 6 à 800 grammes, non compris les annexes.

Rapports. L'augmentation du volume de l'utérus et son élévation graduelle, qui en est la conséquence, doivent nécessairement changer ses rapports avec les organes qu'il avoisine et en établir temporairement de nouveaux avec des parties dont il était précédemment éloigné. Au terme de la grossesse, la région antérieure de l'utérus est immédiatement appliquée, dans ses trois quarts supérieurs, sur la face interne de la paroi antérieure de l'abdomen dont elle n'est, en général, séparée par aucune circonvolution d'intestin; dans son quart inférieur, elle est en rapport avec la face postérieure de la vessie : cet organe la sépare habituellement des pubis et de la partie la plus inférieure des parois abdominales; mais quand la vessie est développée par une grande quantité d'urine, elle s'interpose entre l'utérus et ces dernières dans une grande portion de l'espace compris entre les pubis et l'ombilic.

La face postérieure de l'utérus répond dans sa région inférieure ou pelvienne, au rectum, à la face antérieure de la première pièce du sacrum, aux vaisseaux iliaques primitifs, aux premières branches antérieures des nerfs sacrés et à l'angle sacro-vertébral. Dans sa région supérieure ou abdominale, cette face est en rapport avec le mesentère, les intestins grêles et, plus profondément enfin, avec l'aorte, la veine cave inférieure, les uretères, l'extrémité inférieure des piliers du diaphragme et la partie postérieure de ce muscle.

La région latérale droite répond, dans sa partie pelvienne, aux vaisseaux iliaques interne et externe, aux vaisseaux et nerfs obturateurs, au bord interne des muscles psoas et iliaque de ce côté; et, dans la région abdominale, au cœcum et à la paroi latérale droite de l'abdomen sur laquelle cette face latérale de l'utérus est immédiatement appliquée.

La région latérale gauche est en rapport, dans sa portion pelvienne, avec les vaisseaux iliaques, les vaisseaux et le nerf obturateurs, le bord interne des muscles psoas et iliaque gauches ; et, dans sa portion abdominale, avec la courbure iliaque du colon et les intestins grêles, dont la masse principale est ordinairement refoulée en arrière et de ce côté.

Enfin, le fond de l'utérus est appuyé, dans sa moitié antérieure, sur la paroi abdominale dont elle est pour ainsi dire coiffée ; dans sa moitié postérieure, le fond répond au colon transverse qui repose sur cette moitié et plus médiatement au bord antérieur du foie, à la grande courbure de l'estomac et, par l'intermédiaire de ces organes, au diaphragme.

En rapprochant ces rapports généraux des notions acquises précédemment sur les modifications physiques qu'ont subies successivement le fond, le corps et le col, on voit donc qu'en s'élevant dans l'abdomen selon l'axe du détroit supérieur, l'utérus a poussé au-devant de lui, distendu et développé la paroi abdominale antérieure. Il est évident qu'il s'est créé, à l'aide de cette impulsion, une place spéciale et en partie indépendante de celle qu'occupent les organes abdominaux. Ce phénomène est une conséquence d'autant plus nécessaire de la direction suivie par l'utérus, que plus il s'élève et plus il s'éloigne de la région antérieure de la colonne vertébrale et des organes qui y sont fixés, car la ligne qu'il a parcourue dans cette ascension et celle que représente la colonne épinière sont entièrement divergentes. Grâces à cette disposition favorable, les organes digestifs et les gros troncs vasculaires placés au-devant des lombes échappent à toute action nuisible et sont, par le fait, beaucoup moins comprimés qu'on ne paraît le croire en général. Il faut avouer cependant que le degré de compression est en raison directe de la résistance des parois de l'abdomen, et que chez les primipares cette compression doit être plus considérable que chez les femmes déjà accouchées à terme. On verra plus tard qu'on a invoqué cette différence pour expliquer certains états pathologiques des plus graves et qu'on observe principalement dans la première grossesse.

On remarquera encore que l'utérus à terme, à la faveur de son inclinaison en avant, repose en partie pendant la station sur une sorte de plancher élastique et souple, condition propre à amortir l'impression des secousses imprimées au fœtus pendant la marche où les autres mouvements du tronc, et à compenser ainsi, pendant les derniers temps de la grossesse, le désavantage qui résulte pour l'enfant de la diminution relative du liquide dont il est entouré.

Cette sorte d'enveloppe fournie par la paroi abdominale présente encore un autre avantage: l'utérus à terme se trouve ainsi recouvert, presque de tous côtés, par une couche musculaire dont le secours lui deviendra bientôt des plus utiles, et dont l'action aura d'autant plus d'efficacité qu'elle s'exercera sur une grande portion de la surface extérieure de l'organe.

Une dernière considération ressort enfin de l'étude attentive des caractères physiques de l'utérus à terme et de l'examen particulier de sa direction générale.

Quand on compare le point des parois abdominales occupé par le fond avec la situation de la vulve, on voit que ce fond se trouve sur un plan beaucoup plus antérieur que la fente vulvaire, celle-ci peut donc être considérée comme l'orifice de sortie ou d'entrée d'un grand canal courbe dont la concavité est antérieure, dont l'extrémité supérieure, sans ouverture, est constituée par le fond de l'utérus, et l'extrémité inférieure ouverte est formée par la vulve, canal presque demi-circulaire dont la symphise des pubis est pour ainsi dire l'axe autour duquel doivent tourner, d'une part le fœtus quand il est expulsé naturellement ou extrait par les procédés de l'art ; d'autre part, la main de l'accoucheur ou les instruments quand, introduits dans les voies génitales, ils se dirigent vers le fond de la matrice.

Cette disposition ne saurait être trop présente à l'esprit, elle est d'une extrême importance pratique, et nous la rappellerons plus d'une fois dans le cours de cet ouvrage.

5° STRUCTURE (*nature des tissus*). TEXTURE (*disposition des tissus et de leurs éléments*). MODE NATUREL D'ACCROISSEMENT.

Les modifications précédentes déjà si nombreuses ne sont pas les seules que la grossesse fasse éprouver à l'utérus, il en est d'un tout autre ordre dont l'étude n'offre pas moins d'intérêt et plus de difficultés encore. La science a fait, sous ce rapport, un grand pas pendant la première moitié de ce siècle, et nous serons heureux de pouvoir rapporter à des savants de notre pays tout l'honneur de ces belles découvertes.

Les changements opérés dans la *structure* et la *texture* de la matrice par la marche de la grossesse ne portent pas également sur tous les tissus dont elle est formée, ces changements semblent devenir plus profonds, plus essentiels, de l'extérieur vers l'intérieur de l'organe. Le péritoine, sauf ce que nous dirons de son étendue et de son épaisseur, conserve à peu près ses caractères normaux ; le parenchyme utérin est déjà beaucoup plus intimement modifié, enfin la muqueuse est changée à ce point, qu'elle a été complétement méconnaissable et méconnue jusqu'à ces dernières années.

Cette sorte de loi constante suivie par l'évolution des tissus utérins a sa raison d'être. Le développement de l'œuf et plus tard l'accouchement nécessitaient ces degrés différents et dans cet ordre. En effet, la *structure* et la *texture*, pour ainsi dire nouvelles de l'organe, vont faire apparaître et s'accroître des propriétés fonctionnelles presque latentes ou du moins obscures jusque-là, propriétés dont l'exercice devenait indispensable, d'abord pour la greffe et la maturation de l'ovule fecondé, puis pour l'expulsion de l'œuf et sa séparation complète de l'organisme maternel, avec possibilité, chez le nouvel individu, d'une existence indépendante, c'est-à-dire, plus simplement, que ces propriétés étaient nécessaires à la nature pour atteindre son but final, la reproduction de l'espèce.

Nous examinerons donc successivement les modifications survenues : 1° *dans le péritoine*, 2° *dans le tissu propre de l'utérus*, 3° *dans la membrane muqueuse.*

1° *Péritoine.* Dans l'état de vacuité, le péritoine revêt, comme on l'a vu, les deux tiers supérieurs de la face antérieure de la matrice, tout le fond, toute la face postérieure et même le cul-de-sac postérieur du vagin; sur les côtés, le feuillet antérieur et postérieur de la séreuse s'appliquent l'un à l'autre pour former les ligaments larges. Tous les points de l'utérus tapissés par la séreuse, chez la femme non enceinte, sont également revêtus du péritoine au terme de la grossesse, mais la membrane ne présente plus avec le tissu sous-jacent la même adhérence, dans quelques parties au moins. Ainsi, le péritoine se détache un peu plus facilement de la face antérieure et peut même glisser et rouler plus aisément sur cette face; il est plus solidement uni au tissu utérin sur les parties latérales et supérieures; vers le fond, il est fortement adhérent, et une dissection minutieuse ne parvient à le détacher qu'en entraînant une faible couche de tissu propre, à moins qu'on ait soumis l'organe à une coction prolongée, auquel cas, on l'enlève alors avec une difficulté un peu moins grande.

Cette disposition de la membrane séreuse ne doit point être oubliée. Quand on pratique une opération sanglante sur la face antérieure de l'utérus, l'instrument se comporte quelquefois comme sur des téguments mal tendus, la membrane roule sous le bistouri et l'instrument parvient difficilement à diviser les tissus avec netteté.

Les dimensions de l'utérus à terme étant connues et le péritoine recouvrant les mêmes régions de l'organe qu'en état de vacuité, il faut de nécessité, ou que la membrane séreuse ait subi une extension très-considérable, ou que de nouveaux éléments se soient ajoutés à sa substance, en un mot, qu'elle ait été le siége d'une véritable hypertrophie. On a regardé longtemps son augmentation d'étendue comme causée par le déploiement des ligaments larges, lesquels, disait-on, se déplissaient et suffisaient alors pour permettre au péritoine de tapisser l'énorme surface représentée par la matrice parvenue au terme de la gestation ; mais aujourd'hui cette opinion n'est, à ce que nous croyons, admise par personne. En supposant que les choses se passent ainsi, le déplissement de ligaments larges serait tout à fait insuffisant pour recouvrir un utérus arrivé à son développement complet, mais Désormeaux avait déjà prouvé l'impossibilité d'un glissement pareil, en faisant remarquer, avec raison, que l'insertion des trompes et des ligaments ovariens y opposerait un obstacle absolu.

Il faut donc admettre une véritable hypertrophie du péritoine pendant la grossesse. L'épaisseur même de la membrane vient en donner une preuve sans réplique. On ne peut en effet concevoir une distention, quel que soit son mécanisme, qu'avec la condition, *sine qua non,* d'un amincissement forcé de la séreuse; or, non-seulement le péritoine n'est pas aminci pendant la gestation, mais il est notablement plus épais dans certains points. Cette seule remarque suffit pour décider la question.

Néanmoins, on se tromperait en pensant que le péritoine utérin ne subit jamais aucune distension pendant la grossesse. M. Jacquemier a fait à cet égard une observation qui nous paraît avoir échappé à la plupart des auteurs. Le péritoine, dit-il, éprouve une distension mécanique très-forte, puisqu'on observe quelquefois des éraillures, des cicatrices, dans le voisinage des trompes, des cordons sus-pubiens et des ligaments de l'ovaire. La remarque nous paraît juste, mais nous la croyons seulement trop généralisée. Le péritoine peut éprouver sans doute une forte distension mécanique, c'est là un fait réel, mais qui nous semble devoir être considéré comme une exception, du reste, assez facile à comprendre. Toutes les causes qui, à la fin de la grossesse surtout, amèneront dans l'œuf ou dans l'utérus une augmentation de volume trop brusque ou trop considérable, seront susceptibles de provoquer l'extension forcée et l'éraillement du péritoine.

Un œuf, même normal, mais trop volumineux pour l'utérus qui le renferme, pourra faire, pour ainsi dire, éclater l'enveloppe séreuse ; car il ne faut pas oublier que la puissance d'accroissement de l'œuf est le produit de deux organismes et que le volume du fœtus est loin d'être toujours en raison de la stature de la femme, des dimensions de ses organes et des limites naturelles de leur extension physiologique. Chez quelques femelles d'animaux domestiques, la différence de stature entre les individus des deux sexes étant très-prononcée dans certaines espèces, ce défaut de rapport que nous signalons entre l'accroissement de l'œuf et les dimensions des organes où il est renfermé, s'observe très-communément.

De tous les tissus utérins, il semble que la séreuse sera plus particulièrement exposée à ces éraillures, d'abord en raison de sa résistance moindre et aussi à cause de sa position extérieure à l'organe et par conséquent à sa distension plus considérable; mais cela n'est pas toujours vrai cependant, la membrane est quelquefois tellement souple que des ruptures peuvent survenir dans les deux autres tuniques en laissant le péritoine absolument intact. Nous en avons observé plus d'un exemple.

Ces éraillures péritonéales ne paraissent pas d'ailleurs donner lieu à des symptômes perceptibles pendant la vie, elle doivent être rapprochées des lésions des parois abdominales dont nous parlerons bientôt, lésions tout à fait analogues et résultant, comme les premières, d'une distension extrême pendant les derniers mois de la grossesse.

2° TISSU PROPRE DE L'UTÉRUS (*structure et texture*).

Ces deux expressions : *structure* et *texture*, ont été confondues à tort par la plupart des accoucheurs. Elles ont cependant une interprétation très-différente et qu'il est raisonnable de leur conserver. Nous entendons par *structure*, avec MM. Ch. Robin, et Littré ce caractère du tissu vivant d'être construit avec des parties diverses de substance organisée. L'examen de la *structure* de l'utérus développé est donc celui de la nature même de ses éléments anatomiques. La *texture* est l'arrangement particulier des tissus ou des éléments de tissus entrant dans la composition de l'organe; en un mot, *structure* implique l'idée de nature des matériaux; *texture*, de leur disposition ou agencement réciproque. Il n'est plus permis aujourd'hui, grâces aux progrès de la science anatomique, de méconnaître ces distinctions dont l'utilité est de permettre, à la fois, une plus grande netteté dans le langage et une plus grande précision dans l'étude des faits.

Le tissu propre ou parenchyme de l'utérus présente pendant la grossesse des modifications aussi essentielles dans sa structure que dans sa texture, et si, au point de vue de la *structure* seule, tous les accoucheurs et les anatomistes étaient d'accord depuis longtemps sur la nature même du tissu utérin à terme, c'est dans ces dernières années seulement que les recherches microscopiques sont venues éclairer le mode d'évolution de ce tissu.

STRUCTURE. Quelques-uns des éléments anatomiques du tissu propre de la matrice sont, chez la femme saine et non enceinte, dans une sorte d'état de condensation dont la grossesse va les faire sortir peu à peu, et ils vont se montrer, à une époque voisine du part, avec des caractères si tranchés et surtout des propriétés si distinctes, qu'il ne pourra rester aucun doute sur leur véritable nature, même sans l'intervention du microscope.

A la vue simple, le tissu utérin présente alors une coloration déjà indiquée; les fibres qu'on a décrites longtemps et que nous avons décrites nous-mêmes comme inextricables, deviennent assez apparentes pour pouvoir être suivies à l'œil nu, et il en est même de très-étendues qu'on poursuit assez facilement dans tout leur trajet.

Si, au terme de la grossesse, la nature musculaire du tissu utérin n'était de toute évidence à l'inspection seule, les propriétés dont est doué ce tissu lèveraient tous les doutes; mais c'est ici que le microscope apporte à l'étude anatomique et physiologique un précieux concours en faisant connaître, non-seulement la nature intime du tissu, mais son véritable procédé de développement.

Selon M. Ch. Robin, qui a bien voulu nous communiquer le résultat de ses recherches, pendant l'état de vacuité, les fibres cellules ou fibres musculaires de la vie organique de l'utérus sont remarquables par leurs petites dimensions comparativement à celles qu'elles auront plus tard. Elles ne sont à cette époque guère plus grandes que les corps fusiformes fibro-plastiques; elles sont seulement plus étroites et ont un noyau plus mince et plus allongé du double environ. Les nodosités particulières qu'on observe plus tard sur ces fibres sont à peine visibles alors. Toutes les fois qu'une cause quelconque, soit normale comme la grossesse, soit pathologique comme une tumeur du corps ou du col, amène l'augmentation de volume de l'utérus, les fibres cellules augmentent à la fois de longueur et de largeur, mais surtout de longueur.

Les faisceaux que forment ces fibres par juxtaposition immédiate, augmentent aussi de volume d'une manière corrélative; ils deviennent visibles quelquefois à l'œil nu, parce que les différences qui les séparent du tissu cellulaire ambiant deviennent de plus en plus prononcées.

Ces faisceaux, qui avaient la même teinte que la trame cellulaire, prennent une coloration d'un gris rosé particulier, et cela permet de les distinguer du tissu cellulaire grisâtre qui les avoisine.

Cette différence entre le tissu musculaire et le tissu cellulaire qui l'accompagne va en augmentant à mesure que s'avance la grossesse, et, si l'on tient compte des modifications correspondantes qui surviennent dans les vaisseaux, on comprendra aisément les différences de plus en plus tranchées séparant le tissu musculaire des parois contractiles de l'utérus, de ce même tissu considéré hors l'état de grossesse.

Il n'y a là aucun changement de nature du tissu, contrairement à ce que les différences auxquelles nous venons de faire allusion avaient fait supposer autrefois. Il n'y a là qu'une évolution graduelle de choses préexistantes, savoir : les fibres musculaires, les vaisseaux, le tissu cellulaire qui les accompagne, évolution durant laquelle chacun de ces trois ordres de tissus suit des phases qui lui sont propres.

Si maintenant, revenant aux fibres musculaires prises en particulier, nous continuons l'examen des changements qui se passent en elles, nous constatons, à l'aide du microscrope, que leur augmentation de volume est non-seulement d'autant plus grande que la grossesse est plus avancée, mais que, d'autre part, elle est plus considérable dans les couches voisines du péritoine, que dans celles qui sont rapprochées de la muqueuse utérine. Notons en outre un fait sur lequel nous reviendrons, c'est que les fibres de la portion de l'utérus où se trouve inséré le placenta augmentent moins de volume que les autres et éprouvent des modifications de structure propre plus considérables. Pour donner une idée de ces changements de dimensions des fibres, il suffit d'indiquer que celles qui n'avaient en vacuïté que cinq à huit centièmes de millimètre de long peuvent atteindre chacune d'un tiers à une moitié de millimètre de longueur dans les couches voisines du péritoine en particulier.

Pendant cette évolution, beaucoup des fibres-cellules ne perdent rien de leur transparence et de leur homogénéité, cependant il en est qui deviennent finement granuleuses et qui offrent des stries longitudinales qu'elles ne présentaient pas auparavant.

Pour les fibres de la portion superficielle de l'utérus, les changements de structure se bornent à ceux que nous venons de signaler. Il va sans dire, que le noyau participe à cette augmentation de volume, et dans beaucoup même il acquiert un nucléole qu'il n'avait point.

Dans la moitié interne de l'épaisseur des parois utérines, surviennent des modifications de structure plus considérables. Elles commencent à partir du deuxième mois de la grossesse environ, et sont surtout très-marquées au niveau et dans le voisinage de l'insertion placentaire. Ces changements consistent dans la production de granulations moléculaires grisâtres, azotées, solubles dans l'acide acétique et de quelques granulations graisseuses. Ces dernières vont en augmentant de quantité et de volume avec les périodes de la grossesse et en particulier dans la couche immédiatement contiguë à la caduque.

Nous avons déjà noté que toutes les fibres-cellules de ces régions n'augmentent pas de volume d'une manière égale, mais les petites comme les grandes fibres-cellules deviennent ainsi granuleuses. Il ne faut pourtant pas exagérer la quantité de ces granulations graisseuses, ainsi que l'ont fait quelques auteurs, car, même au moment de l'accouchement, on ne trouve qu'un petit nombre de fibres-cellules dans lesquelles les granulations graisseuses soient assez abondantes pour se toucher. La plupart sont éparses, quelquefois groupées autour du noyau et formant çà et là de petits amas et des traînées moniliformes. Nous le répétons, à cause des exagérations avancées sur ce sujet, ce n'est point dans toute l'épaisseur des parois utérines qu'on observe ces modifications, mais seulement dans la moitié environ la plus interne de la couche musculaire. Ce fait seul suffit déjà pour contredire l'opinion de ceux qui ont prétendu que ce dépôt de granulations graisseuses était suivi d'une résorption des fibres, consécutive à la résorption des granulations graisseuses elles-mêmes. Pour trouver un grand nombre de fibres devenues granuleuses, il faut prendre les faisceaux, relativement rares par rapport au grand nombre de conduits vasculaires, qui se trouvent dans la paroi utérine au niveau de l'insertion placentaire. Là, beaucoup de fibres ont leur noyau masqué par les granulations. Beaucoup de ces fibres aussi, à la surface interne, sont devenues granuleuses sans être beaucoup plus grandes que pendant l'état de vacuité de l'utérus. Enfin beaucoup de ces fibres sont peu régulières, et ont une forme qui diffère assez de celle des autres, ce qui tient surtout à ce que leurs extrémités sont mousses et non effilées.

Selon Kœlliker, le mécanisme des modifications de l'utérus gravide, au point de vue histologique, est resté pour ainsi dire complétement inconnu jusqu'à ces derniers temps; aujourd'hui il peut être assez bien expliqué quant aux points principaux.

« Les plus grands changements ont lieu dans la *tunique musculeuse*, c'est elle qui subit l'augmentation de volume d'où dépend principalement l'accroissement de l'utérus. Deux phénomènes concourent à produire cette augmentation : *l'accroissement de volume des éléments musculeux déjà existants et la formation d'éléments musculeux nouveaux*. Le premier est si considérable que les fibres-cellules contractiles, au lieu de 0mm,05 à 0mm,07 de longueur et 0mm,005 de largeur qu'elles présentent habituellement, mesurent au cinquième mois 0mm,14 à 0mm,27 dans le sens de la longueur et 0mm,0055 a à 0mm,014 et même 0mm,02 dans le sens de la largeur; dans la seconde moitié du sixième mois, 0mm,2 à 0mm,52 en longueur, 0mm, 009 à 0mm,014 en largeur et 0mm,005 à 0mm,006 en épaisseur, de sorte qu'elles deviennent environ sept à onze fois plus longues et deux à sept fois plus larges.

La production de nouvelles fibres musculaires s'observe surtout pendant la première moitié de la grossesse et dans les couches internes de la tunique musculeuse ; on trouve là une multitude de jeunes cellules de 0mm,02 à 0mm,04 de diamètre présentant toutes les formes transitoires aux fibres-cellules de 0mm,05 à 0mm,07 de longueur; rien de semblable ne se remarque dans les couches extérieures. Cette génération de fibres musculaires paraît s'arrêter au sixième mois ; du moins n'ai-je trouvé dans l'utérus, pendant la vingt-sixième semaine de la grossesse que des fibres-cellules énormes, sans aucune trace des formes antécédentes. A cet accroissement des fibres musculaires correspond celui du *tissu conjonctif* qui les unit entre elles ; vers la fin de la grossesse, ce dernier présente par places des fibrilles parfaitement distinctes. »

Tel est l'état actuel de nos connaissances sur les modifications de structure subies par le tissu propre de l'utérus pendant la gestation.

TEXTURE. Il n'existe peut-être pas chez les anatomistes et les accoucheurs deux opinions exactement semblables sur cette question de la *texture* du tissu propre de la matrice au terme de la grossesse. Nous allons exposer d'abord le résultat de nos propres recherches sur la disposition, si diversement interprétée, des plans musculaires de l'utérus à terme.

Nos dissections ont été faites sur des femmes ayant succombé dans les premiers jours après l'accouchement survenu dans les différentes époques de la grossesse, et aussi sur quelques utérus renfermant encore l'œuf tout entier.

Nous avons mis en usage trois sortes de procédés pour arriver à juger, par nous-mêmes, la valeur des descriptions données jusqu'à ce jour, et dont la plupart, il faut le dire, ont été évidemment, planches et textes, copiées les unes sur les autres. Nos études ont été faites tantôt sur des pièces à l'état frais, tantôt nous avons fait précéder nos dissections d'une coction parfois légère, parfois très-prolongée ; enfin, sur le conseil de M. Sappey, dont on connaît l'habileté anatomique, nous avons fait précéder nos dissections de macération dans l'alcool étendu. Les accoucheurs qui voudront se livrer à ces recherches comprendront, par les difficultés qu'ils y rencontreront, comment la plupart des auteurs devaient trouver plus commode de reproduire les deux ou trois descriptions un peu complètes qui en ont été données, que de se livrer eux-mêmes à des préparations laborieuses exigeant beaucoup de patience et beaucoup de temps. Enfin, pour arriver à une plus grande vérité dans la reproduction de nos pièces, nous les avons dessinées nous-mêmes, persuadés, que de cette manière, si le dessin perdait à coup sûr en exécution, il gagnerait certainement en fidélité. Malgré tous les soins que nous avons apportés à élucider cette question, notre description ne satisfera pas autant que certaines autres, parce que la nature n'a presque jamais cette régularité que l'imagination veut lui prêter. Et d'ailleurs ne comprend-t-on pas que si les faisceaux musculaires du tissu utérin étaient aussi réguliers et aussi évidents qu'on les réprésente, depuis longtemps un seul avis existerait sur leur disposition, or, il est loin d'en être ainsi.

Face antérieure. Dans aucune de nos dernières préparations, sur des matrices de femmes mortes trois à cinq jours après l'accouchement, nous n'avons pu nous faire une idée de la disposition des fibres musculaires sans avoir préalablement enlevé le péritoine. Le contraire est quelquefois possible cependant. On peut dans quelques cas, même à travers la séreuse, surtout sur les parties latérales et supérieures de la face antérieure, suivre de l'œil des fibres plus marquées que les autres et constater leur direction oblique de la ligne médiane vers les ligaments larges, venant du fond où elles semblent se perdre et s'étendant parfois assez loin sur les ligaments ronds. Mais la disposition générale ne peut être saisie, le plus souvent, qu'après une dissection minutieuse du péritoine, dissection qui devient d'autant plus difficile qu'on s'approche davantage du fond de l'utérus, à cause de l'union très-intime, vers ce point, entre la séreuse et le tissu musculaire. On rend cette disposition générale toujours plus facile à distinguer par une macération ou une coction suffisamment prolongée. Voici, sur des matrices ainsi préparées, les dispositions qui nous ont paru les plus communes.

A partir du fond, souvent un peu à droite de la ligne médiane, quelquefois sur cette ligne même, on aperçoit une bande de fibres verticales, qui, tout à fait en haut, forment un ruban mince, superficiel, bien marqué, déjà décrit par M. Deville; mais cette bande musculaire ne se continue pas d'une manière évidente jusqu'à la partie inférieure de l'organe, elle se dévie même manifestement du côté droit, dans un grand nombre de cas, et les fibres dont elle est formée se terminent en pinceau aplati comme nous l'avons représenté sur la *figure* n° 86.

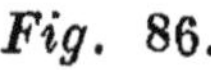
Fig. 86.

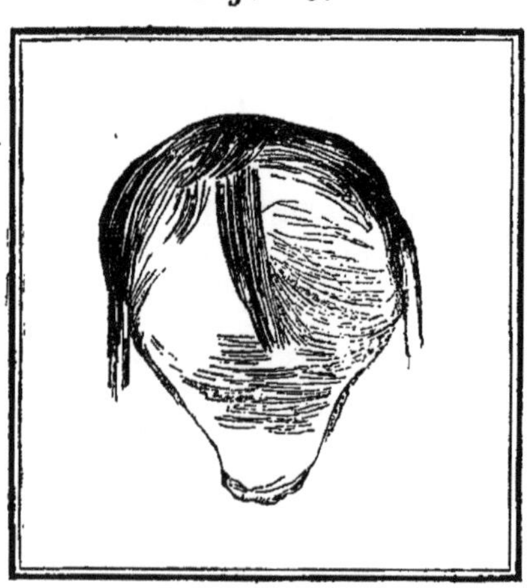

Plus bas, la ligne

médiane ne représente plus qu'une sorte de raphé au lieu d'un ruban musculaire de deux centimètresde large environ (après l'accouchement). Cette bande musculaire devient donc de moins en moins distincte à mesure qu'on l'examine plus bas, et elle n'est plus constituée, tout-à-fait à la partie inférieure du corps de l'utérus que par le simple entre-croisement, en X très-ouvert, des fibres obliques, venant de chaque région latérale de la face antérieure. Dans aucun cas, nous n'avons trouvé ce ruban musculaire conservé dans une couche plus profonde quand il à disparu de la couche superficielle.

De chaque côté de cette bande médiane, se voient des fibres obliques, bien décrites par les auteurs, se courbant près du fond, de manière à suivre les contours arrondis de la partie supérieure, et ne présentant pas toujours exactement la même disposition des deux côtés.

Les fibres de la région supérieure sont beaucoup plus obliques de haut en bas que celles de la région moyenne, dont la direction est presque horizontale, et l'obliquité des fibres de la région inférieure du corps est, au contraire, de bas en haut, en partant toujours du milieu de la face antérieure, pour marcher vers les bords, de façon que toutes ces fibres obliques, en définitive, convergent vers les annexes situés, comme on le sait, sur l'utérus développé, à l'union du tiers supérieur et du tiers moyen de l'organe (*fig.* 87).

Fig. 87.

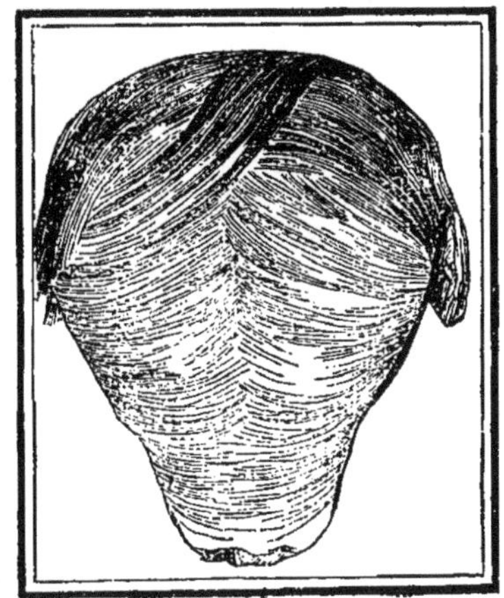

Le col, sur la face antérieure, nous a semblé composé exclusivement de fibres circulaires résultant de la jonction sur la ligne médiane des fibres obliquement courbes venant des deux côtés de cette face. Ces fibres du col sont très-difficiles à suivre et à étudier, elles sont bien moins distinctes que celles de la face antérieure et surtout que celles du fond. Leur aspect musculaire, à l'œil nu, est aussi beaucoup moins caractérisé.

Face postérieure. La disposition des fibres de la face postérieure est tout-à-fait comparable à la précédente, mais la bande médiane nous a souvent paru plus facile à distinguer. Elle est non-seulement plus prononcée, mais elle se prolonge manifestement plus bas, bien que nous n'ayons jamais pu la suivre nettement jusqu'au col. Ses fibres semblent commencer à s'épuiser en arrivant vers le milieu de la hauteur du corps et on ne peut plus que très-difficilement en suivre quelques-unes, même avec une forte loupe, jusqu'au point où l'utérus commence à se rétrécir (*fig.* 88). Vers le fond, les fibres obliques, comme parfois dans la face antérieure, n'affectent pas toujours la même disposition du côté gauche et du côté droit. Nous avons représenté cette différence dans les figures ci-jointes.

Fig. 88.

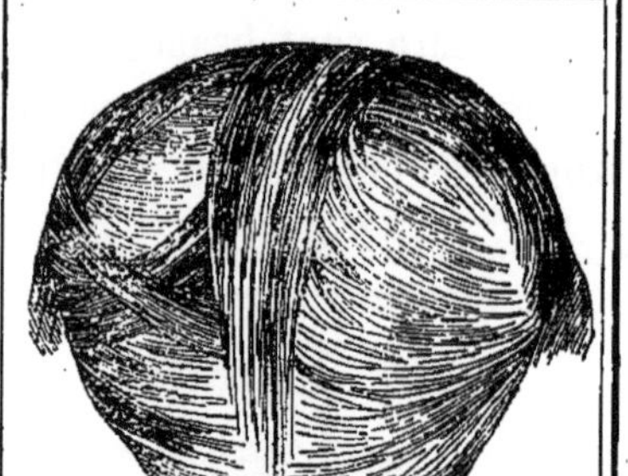

On voit du côté gauche (*fig.* 88) des fibres en anses très-nettement distinctes, elles sont plus obliques et aussi plus confuses du côté droit.

Fig. 89.

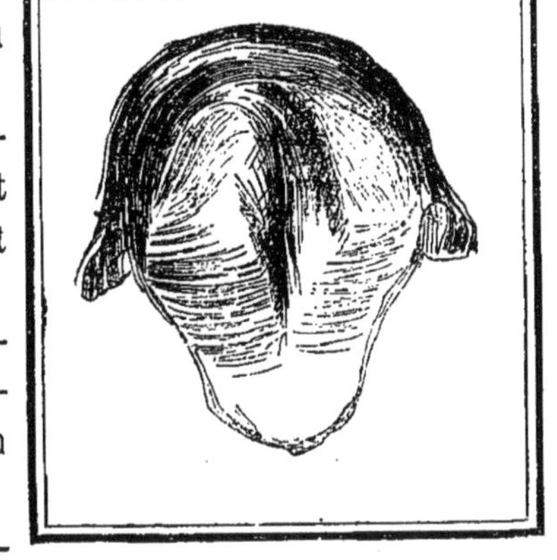

Le ruban médian, prononcé d'ordinaire, peut manquer complétement (*fig.* 89).

Toute la partie inférieure de cette face ressemble à la même région de la face antérieure.

Fond. Le fond, considéré à l'extérieur, est la partie de l'organe qui se prête le plus facilement à l'observation. Même à travers la séreuse, après une coction de deux à trois heures, on distingue assez nettement la direction des plans musculaires. Sur l'utérus rétracté après l'accouchement, la bande médiane est généralement visible et dessine une courbe prononcée, comme on le voit sur la *fig.* nº 90, mais parfois elle est comme interrompue vers le centre du fond par des faisceaux courbes et presque transversaux; on retrouve alors ce ruban médian près des deux bords antérieur et postérieur d'où il se porte en avant et en arrière (*fig.* 91) pour constituer le faisceau longitudinal signalé sur les deux faces.

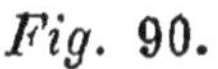

Fig. 90.

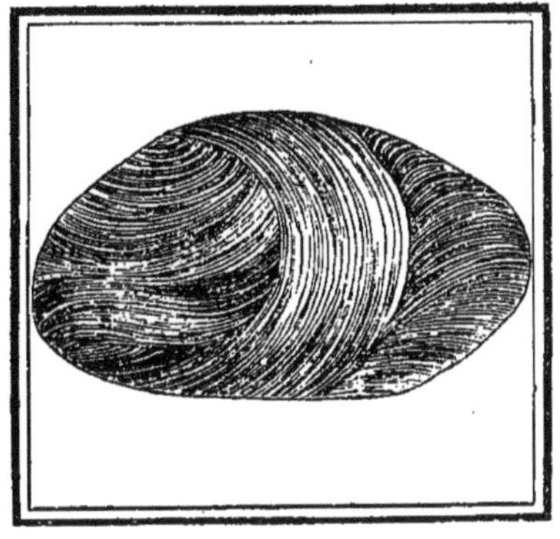

Partout, sur le fond, les fibres musculaires superficielles présentent une courbure marquée, nous n'en avons pas trouvé une seule qui affectât une direction rectiligne. Tantôt la courbe est très-prononcée, tantôt elle est indiquée faiblement ; mais, sur le fond, il ne nous a pas été possible d'apercevoir une seule fois le plus mince faisceau musculaire soit directement antéro-postérieur, soit directement transversal.

Au reste, c'est là, il faut le remarquer, la seule disposition absolument permanente. Sauf le ruban médian qui lui-même présente de nombreuses variétés, mais cependant est le plus souvent visible, soit entier, soit par parties, le reste du fond offre des nuances très-nombreuses dans ses dispositions. Cependant nous avons ordinairement retrouvé plus ou moins net, plus au moins large aussi, le faisceau courbe qu'on observe du côté gauche (de la femme) dans les deux *fig. nos* 90 *et* 91.

Fig. 91.

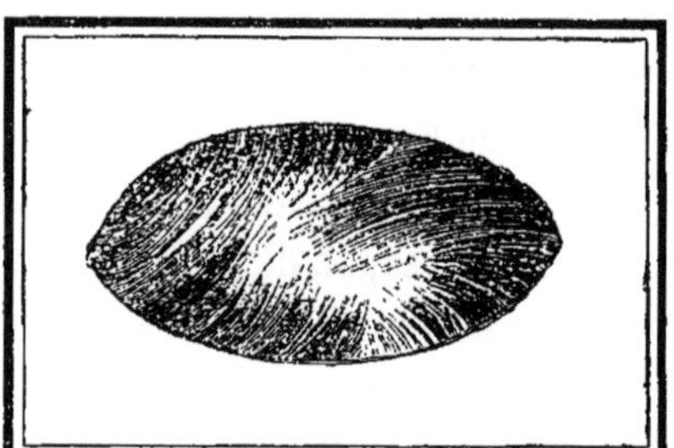

En résumé, le fond de l'utérus gravide est constitué le plus ordinaiement par une large bande musculaire médiane, parfois étendue de la face antérieure à la face postérieure, parfois interrompue, et par des plans de fibres courbes se portant transversalement vers les parties latérales. Ces dispositions semblent obéir à une loi générale, mais avec des nuances extrêmement nombreuses.

Plan moyen. Sous cette couche superficielle, il en existe évidemment une seconde dont la texture ne doit pas être confondue avec celle de la face interne ou du plan profond. La dissection de cette seconde couche est très-difficile. C'est surtout après une coction très-prolongée qu'on réussit le mieux à apprécier, non pas toutes, mais quelques-unes de ses parties. Au voisinage du fond, sur les faces antérieure et postérieure, on parvient, en enlevant avec beaucoup de soin les faisceaux superficiels, à découvrir, par places, la disposition des fibres du plan moyen. Il est constitué aussi par des bandes musculaires courbes se croisant les unes les autres, formées par des fibres en anses formant une sorte de tissu natté. Nous avons représenté une de ces dispositions sur la figure (n° 88) à droite de la ligne médiane, par rapport à la femme. Partout où nous avons pu étudier ce plan moyen (cela nous a été impossible sur la partie inférieure du corps et sur le col) nous avons constaté la disposition ci-dessus.

Face interne ou plan profond. Cette face est, de toutes, celle sur laquelle les accoucheurs et les anatomistes modernes s'accordent le mieux. Il suffit, en effet, sur certains utérus de femmes mortes peu après l'accouchement, de laver avec soin la cavité de l'organe et de faire macérer dans l'eau alcoolisée ou de soumettre la pièce à une coction de deux heures, puis d'enlever avec précaution le bouchon sanieux, coagulé, qui remplit alors toute la cavité utérine pour apercevoir la face interne avec la disposition représentée dans la *fig.* n° 88.

Fig. 92.

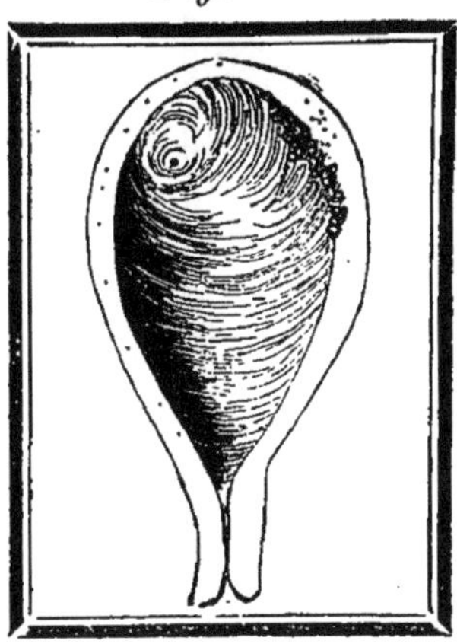

Nous avons cherché à distinguer sur la coupe même de l'organe, de trois à sept jours après l'accouchement, les traces de la muqueuse en voie de régénération, nous n'avons jamais pu les distinguer.

La couche musculaire existe immédiatement au-dessous de la masse sanieuse d'un gris brunâtre, qui, après la coction, remplit constamment l'organe chez les nouvelles accouchées. Au reste, nous représentons fidèlement ce que nous avons vu sur des matrices où la disposition était très-apparente, car nous en avons trouvé sur lesquelles il était impossible de rien distinguer, quant à la direction des fibres.

Cette disposition des fibres musculaires en courbes concentriques, bien indiquée par les auteurs qui nous ont précédés, est réelle; l'orifice interne des trompes apparaît, de chaque côté, comme un point central autour duquel, pour chaque moitié de l'organe, viennent converger les fibres circulaires. Cet aspect est de la dernière évidence sur la *fig.* n° 92 exactement copiée sur nature.

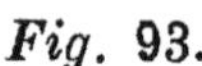

Fig. 93.

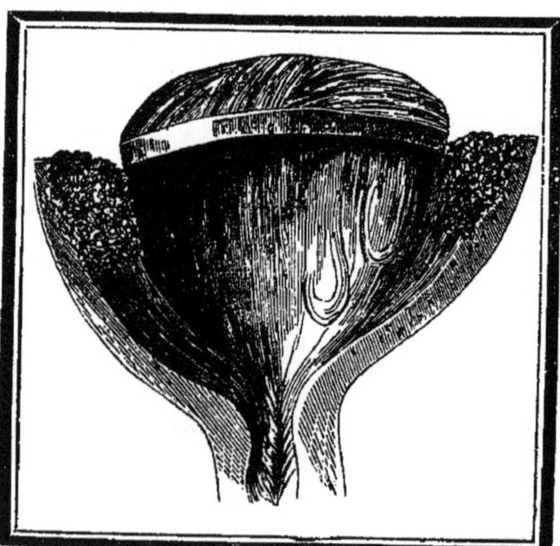

Il est de la plus haute importance de remarquer que la surface d'insertion du placenta constitue toujours à la face interne un relief de plusieurs millimètres d'épaisseur. Cette saillie (*fig.* 93) ne doit point être oubliée dans les cas de délivrance artificielle.

Parties latérales. Nous avons essayé tous les procédés pour nous rendre compte de la texture des fibres musculaires sur les bords latéraux de l'utérus au-dessous du bord supérieur des ligaments larges, il nous a été impossible d'arriver à quoi que ce soit de satisfaisant. Nous faisons des vœux pour que d'habiles anatomistes viennent éclairer ce point tout-à-fait obscur pour nous. Ne pouvant donc présenter ici que des conjectures, nous préférons nous abstenir.

Tel est le résultat de nos recherches personnelles sur la texture du tissu musculaire de la matrice au terme de la gestation.

En rapprochant maintenant notre description de celles données par Mme Boivin et par M. le docteur Deville, qui sont les plus modernes et que nous considérons comme les meilleures, on verra plus facilement encore sur quels points nous sommes d'accord avec ces auteurs et par quelles parties nous en différons.

Mme Boivin a décrit trois ordres de fibres dans la matrice gravide. Pour les faces externes, elle indique des plans de fibres qui, de la ligne médiane, marchent toutes obliquement en bas et en dehors jusque vers le tiers inférieur de l'organe, se dirigeant vers les ligaments ronds, dans la composition desquels elles entrent pour une grande part; une certaine portion de ces fibres se rend aussi aux trompes et aux ovaires.

A la face interne, les fibres musculaires présentent une disposition déjà indiquée depuis longtemps; décrites par Ruysch comme un muscle orbiculaire dont l'usage était de décoller le délivre : ces fibres pour Mme Boivin sont, en effet, circulaires et leur point de centre se trouve être l'orifice interne des trompes. Ce que nous avons vu est en accord parfait avec la description de Mme Boivin; nous lui donnons complétement raison en ceci contre M. Deville, qui a constaté une texture tout autre, comme nous le dirons bientôt.

Enfin, pour Mme Boivin, il existe entre les deux plans de fibres précédentes une troisième couche qu'elle considère comme inextricable.

Voilà le résumé des belles recherches de la célèbre sage-femme de la Maternité de Paris, sur la texture utérine vers la fin de la grossesse.

Par des pièces anatomiques auxquelles le traité d'accouchements de M. Cazeaux a donné une publicité qu'elles méritaient à tous égards, M. le docteur Deville a fait connaître, sur la texture de l'utérus, des opinions très-différentes de celles que nous venons de présenter comme appartenant à Mme Boivin.

M. Deville admet, sur les faces externes de la matrice, deux espèces de fibres musculaires, les unes transversales et les autres longitudinales. Voici, au reste, sa description et une copie de ses pièces telles qu'il les a communiquées lui-même à M. Cazeaux.

« Les fibres transverses viennent de trois sources : le ligament rond, la trompe de Fallope et le ligament de l'ovaire, ainsi que des ailerons du ligament large correspondant. Il suffit d'enlever l'enveloppe très-mince que forme le péritoine à ces organes, pour mettre à découvert ces fibres transversales, et se convaincre de leur nature musculaire.

A elles seules les fibres transversales, unies à quelques vaisseaux et à des nerfs, constituent la structure intime du ligament rond et du ligament de l'ovaire, ainsi que la couche moyenne de la trompe de Fallope, qui est par conséquent essentiellement musculaire. Un fait important à noter dans l'origine des fibres transversales utérines, c'est leur présence en grand nombre dans l'épaisseur des dédoublements du ligament large jusqu'à la base de celui-ci. Où se terminent-elles ? Il ne m'a pas encore été donné de l'établir d'une manière précise.

» Quoi qu'il en soit, les fibres transversales nées de ces diverses origines se portent en rayonnant sur toute la face extérieure de l'utérus, les antérieures et les postérieures transversalement ou un peu obliquement en bas, les supérieures un peu obliquement en haut, de manière à recouvrir complétement l'organe.

» Près de la ligne médiane, ces fibres sont coupées perpendiculairement dans leur direction par un faisceau longitudinal plus ou moins sinueux, décrivant des courbes plus ou moins marquées, large de 1 à 2 centimètres, qui naît en avant, près de l'union du corps avec le col de l'utérus, se porte de bas en haut sur le fond de cet organe, et redescend de haut en bas pour se terminer au bas de la face postérieure comme il avait commencé en avant, c'est-à-dire près de l'union du corps avec le col, un peu plus bas qu'en avant.

» Lorsqu'on examine avec un peu de soin la ligne de contact entre les fibres transversales de chaque côté et le faisceau longitudinal médian, on ne tarde pas à apercevoir entre eux une continuité incontestable. Les fibres transversales, arrivées près de la ligne médiane, se recourbent les unes en bas, les autres en haut, pour devenir longitudinales et constituer ainsi le faisceau longitudinal médian. Cela se voit surtout à l'origine en avant et en arrière du faisceau longitudinal ; là, ce faisceau se divise en effet et en totalité en deux portions, dont l'une se recourbe à droite, l'autre à gauche, afin de se continuer avec les fibres transversales les plus inférieures du corps de l'utérus (*fig.* 94).

Fig. 94.

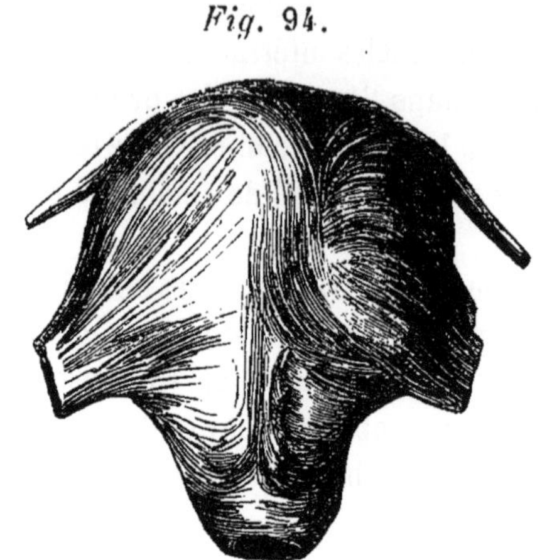

» Cet échange continuel entre les fibres transversales et les fibres longitudinales utérines se fait avec une grande régularité ; si bien que le faisceau longitudinal a partout à peu près la même épaisseur.

» En cherchant avec un peu de patience, on finit par trouver que le faisceau longitudinal n'est composé que par des fibres longitudinales très-courtes, formant la partie centrale d'un x, que décrivent de la manière suivante les fibres utérines, ainsi que je le démontre sur plusieurs de mes pièces. Prenons un faisceau de fibres transversales à la partie antérieure et inférieure *droite* du corps de l'utérus (*fig.* 95) : ce faisceau, arrivé près de la ligne médiane, se courbe en haut et se confond avec le faisceau longitudinal; puis, après un trajet vertical variable de 3 à 4 et 5 centimètres, il se recourbe de nouveau à *gauche* pour redevenir transversal, et former ainsi un *Z* ou une branche d'x, comparaison plus exacte.

Fig. 95.

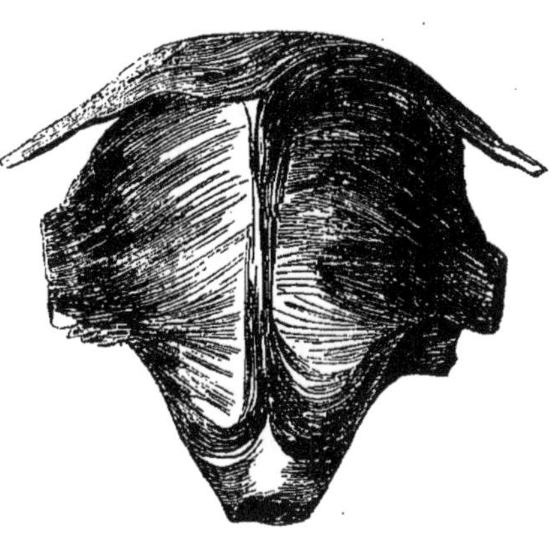

» C'est de la réunion de ces branches centrales et verticales d'X, décrites par les fibres utérines, que résulte le faisceau longitudinal médian.

» Il arrive parfois que des fibres transversales passent directement de droite à gauche, sans former de branche verticale, et il importe d'en être prévenu, parce que cette disposition existant à la superficie pourrait faire croire à l'absence du faisceau longitudinal médian. Pour retrouver celui-ci partout où il manque dans ce cas, il suffit d'enlever avec soin cette légère couche de fibres transversales médianes.

» A sa face interne, l'utérus présente la même disposition de fibres musculaires qu'à la face extérieure, et il est facile de s'expliquer par là l'erreur commise par Mme Boivin, qui y a décrit des fibres circulaires.

» Des différences notables existent cependant entre les fibres des deux faces de l'utérus. La plus remarquable quant à l'aspect extérieur, consiste dans la largeur extrême du faisceau longitudinal. Celui-ci, dans le fond de l'utérus, qu'il forme à lui seul, s'étend depuis l'orifice d'une des trompes utérines jusqu'à l'autre. Arrivé sur les faces antérieure et postérieure, le faisceau longitudinal est coupé perpendiculairement par des fibres transverses occupant les faces latérales au-dessous de l'orifice des trompes, et se comportant là comme à la face extérieure de l'utérus, c'est-à-dire qu'elles se renversent les unes en haut, les autres en bas, pour se confondre avec le faisceau longitudinal.

» Plus bas, près de l'union du corps avec le col, le faisceau longitudinal est très-irrégulier : tantôt, il existe; tantôt, mais plus rarement, il n'existe pas. Dans ce point, en effet, la continuation, l'entre-croisement des fibres transversales d'un côté à l'autre se fait d'une manière irrégulière, soit par la formation de branches d'*x* verticales, soit dans une direction plus ou moins oblique, soit encore tout directement, les fibres conservant leur direction transverse.

» Entre les deux couches que je viens de décrire en existe une troisième ; mais la disposition de ses fibres ne m'est pas assez complétement connue pour que j'en puisse donner une description exacte. »

En résumé, si négligeant les recherches anciennes, on étudie la texture de l'utérus telle que l'on décrite Mme Boivin et M. le Dr Deville, on voit que ces deux auteurs se sont approchés tous deux de la vérité, et qu'il suffit de combiner leurs descriptions en atténuant ce qu'elles ont de trop absolu et de trop régulier dans certaines parties, pour avoir une idée exacte de la texture des fibres de la matrice à terme.

La disposition de la bande médiane antérieure et postérieure, la couche surperficielle du fond telles que les décrivent ces auteurs existent, mais le faisceau médian est moins fréquemment complet et surtout moins prolongé ou moins distinct vers les parties inférieures, qu'ils ne le disent. Il n'est pas exact d'avancer que ce ruban musculaire médian disparaissant de la couche superficielle, on le retrouve toujours au-dessous.

Les fibres transversales marchant de la ligne médiane vers les annexes comme l'indique Mme Boivin, existent en effet, mais elles ne sont pas à beaucoup près régulières; souvent des faisceaux courbes à concavité inférieure, descendent du fond et coupent à angles arrondis ces fibres transverses.

La couche moyenne est composée partout où l'on peut l'étudier, c'est-à-dire principalement vers les régions élevées des faces antérieure et postérieure, par des bandes musculaires en anses qui se recouvrent les unes les autres.

Enfin, la face interne a été bien indiquée par Mme Boivin et rien ne nous paraît devoir être changé à sa description.

3° MUQUEUSE UTÉRINE (Caduque *des auteurs*). *Modifications de* structure *et de* texture *sous l'influence de la grossesse.*

La muqueuse du corps de l'utérus est de tous les tissus qui entrent dans la composition de l'organe celui dont les changements sont les plus frappants. La grossesse transforme la muqueuse utérine en une membrane pour ainsi dire nouvelle, et cette métamorphose est si complète que même les anatomistes pour lesquels la *muqueuse utérine* ou au moins une *surface muqueuse* était admise, déjà avant les recherches de M. le professeur Coste, n'avaient pas eu la pensée de considérer le revêtement le plus externe de l'œuf comme constitué par cette membrane. Ce qu'on appelait *caduque* était regardé, il n'y a pas longtemps encore, comme le résultat d'une exsudation plastique dont l'apparition coïncidait avec le début de la grossesse, et tout l'honneur de la découverte anatomique que nous allons exposer, sans contredit l'une des plus remarquables de ce siècle, appartient à notre compatriote M. Coste; car ni Sabatier, ni Meyer, ni Weber, qui paraissaient avoir soupçonné la vérité, n'étaient parvenus à une démonstration évidente.

A l'époque de la ponte spontanée ou sollicitée, la muqueuse utérine, ainsi que nous l'avons dit (*Menstruation*), devient le siége d'une congestion et d'une intumescence portées par la fécondation à ce point que, la cavité du corps de l'utérus suffisant à peine à la contenir, la muqueuse gonflée se plisse alors et obture presque complétement cette cavité. Ce premier degré peut être considéré et comme une préparation indispensable à l'évolution de la membrane muqueuse, et comme le phénomène initial d'une série de transformations appropriées à son nouveau rôle, qui consiste à fixer, à protéger et à fournir des matériaux nutritifs à l'ovule; en un mot, comme nous l'avons dit déjà, la muqueuse modifiée va constituer une sorte de gangue vivante, dans laquelle l'œuf fécondé doit s'introduire, s'implanter et parcourir les premières phases de son développement.

L'ovule, après la fécondation, ayant parcouru la trompe et arrivant dans l'utérus, il était nécessaire, en effet, qu'il y trouvât des conditions favorables qui lui permissent de s'y greffer et d'y entretenir sa vitalité jusqu'au moment où de nouveaux appareils très-simples d'abord, très-complexes ensuite, naissant et de lui-même et de la matrice, viendront établir, entre cet œuf et l'organisme où il est renfermé, l'échange circulatoire indispensable à son accroissement et à sa maturation.

Corps étranger pour ainsi dire, l'œuf fécondé devait porter ou bien, en lui-même, tous les matériaux nutritifs propres à sa conservation pendant le temps nécessité, par la création de ses appareils temporaires ou définitifs de nutrition; ou bien, il fallait qu'il trouvât dans l'utérus une sorte de terrain tout préparé pour le recevoir, et dans lequel il pût être retenu et puiser des éléments à ajouter à sa propre substance. S'il en eût été autrement, la puissance de développement imprimée par la fécondation n'eût pas tardé, faute d'aliments, à s'éteindre dans l'ovule. Il fallait donc qu'il fût placé dans l'une ou l'autre des deux situations précédentes jusqu'au moment où, pourvu d'organes transitoires, il pût recevoir de l'économie maternelle les nutriments appropriés à son organisation.

Ces courtes explications étaient absolument indispensables pour bien saisir le but des changements considérables que présentent les caractères de la muqueuse utérine pendant la gestation. L'examen de ces mutations remarquables établira comme une espèce de transition naturelle entre l'étude des modifications de l'appareil génital de la femme et celles du développement de l'œuf humain ; aussi, ce rapide aperçu des raisons d'être de tous ces changements intéressants sera-t-il complété bientôt, quand nous traiterons de la seconde série des phénomènes de la gestation. (*Développement de l'œuf.*)

En examinant une matrice à la fin du premier mois de la grossesse, la muqueuse présente encore tous les caractères qu'elle possédait pendant la période d'ovulation ; mais on aperçoit, vers sa partie supérieure, ordinairement, une petite étendue de la membrane faisant un léger relief dans la cavité utérine. Cette portion de la muqueuse présente un aspect lisse et dépourvu des ouvertures en crible apparentes sur le reste de la surface. Sur toute l'étendue de ce relief, la membrane est beaucoup plus mince que partout ailleurs, et le centre présente une dépression en forme d'ombilic.

Dans cette petite poche circonscrite en avant et sur les côtés par la muqueuse amincie, et en arrière par la muqueuse pariétale, se trouve l'œuf fécondé, de telle sorte que cet œuf est entouré de tous côtés par la muqueuse utérine. *Les orifices des trompes sont libres.*

Par quel mécanisme l'ovule a-t-il pu s'emprisonner ainsi dans une poche muqueuse close de toutes parts? Comment se sont constituées ces différentes couches de la membrane interne de l'utérus? Voici l'explication donnée par M. Coste de ce singulier phénomène. L'œuf fécondé, ayant été reçu dans le pavillon de la trompe érigé sur l'ovaire, parcourt le canal tubaire dont l'orifice interne, *parfaitement libre*, permet à cet œuf d'arriver dans la cavité utérine; mais cette cavité se trouvant presque comblée par le gonflement de la muqueuse, il tombe sur un de ses replis au voisinage de l'orifice qu'il a traversé, déprime légèrement la membrane sur laquelle il est placé, s'y enfonce de plus en plus, et, probablement aussi en raison du boursouflement de la muqueuse utérine, il finit par disparaître complétement, entouré qu'il est par la membrane. L'ovule se trouve alors logé dans une cavité très-petite dont l'ouverture d'entrée se ferme de plus en plus; bientôt il ne reste enfin qu'une sorte de dépression ombilicale, seule trace visible du travail qui s'est opéré autour de l'œuf. Telle est l'explication ingénieuse, mais appuyée seulement jusqu'ici sur la présence de l'ombilic, à l'aide de laquelle M. Coste a cherché à rendre raison de la nouvelle position de l'œuf humain dans l'épaisseur de la muqueuse utérine.

Quoi qu'il en soit de cette hypothèse, l'observation démontre que l'œuf fécondé est alors entouré de tous côtés par la muqueuse; et, à mesure qu'il va grandir, il poussera audevant de lui la portion de membrane dont il est recouvert. C'est à cette surface amincie de la muqueuse enveloppant l'œuf de toutes parts, excepté en arrière, que les auteurs donnaient le nom de *membrane caduque réfléchie*, ou *ovulaire*, ou *épichorion* (Chaussier).

La *muqueuse utérine pariétale* était pour ces auteurs la *vraie caduque*, et la portion de membrane située derrière l'œuf portait le nom de membrane *sérotine* (*tardive*), parce qu'on supposait dans les anciennes théories qu'elle apparaissait après la formation des premières. On lui donne aujourd'hui, en raison de sa situation, le nom de membrane *inter-utéro-placentaire*, ou membrane *intermédiaire* ou *utéro-epichoriale*.

Fig. 96.

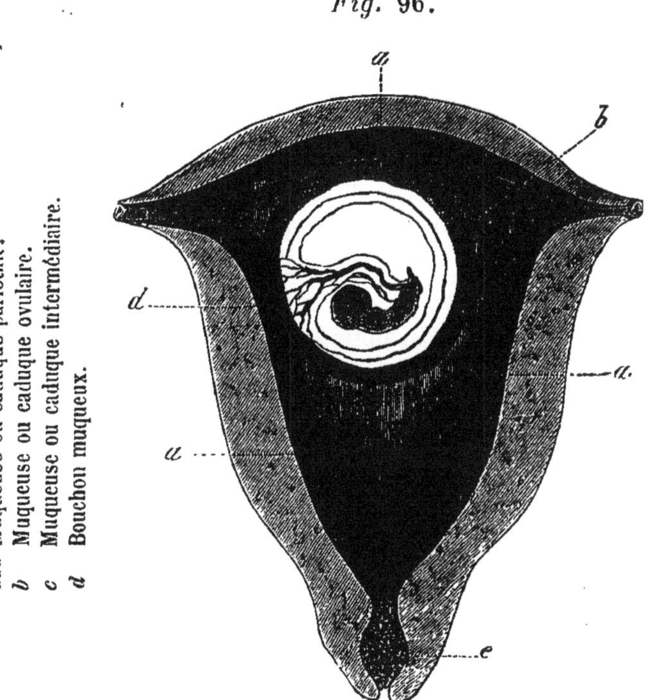

aaa Muqueuse ou caduque pariétale.
b Muqueuse ou caduque ovulaire.
c Muqueuse ou caduque intermédiaire.
d Bouchon muqueux.

Ce qu'il y aurait de plus simple serait, comme nous le faisons dans l'enseignement, d'appeler ces trois portions de la muqueuse utérine, l'une *muqueuse pariétale*, l'autre *muqueuse ovulaire*, et la troisième *muqueuse intermédiaire* (*fig.* 96).

Ainsi divisée naturellement en trois parties, la muqueuse utérine peut être étudiée avec plus de facilité, et nous allons considérer successivement les modifications éprouvées par chacune d'elles (1).

MUQUEUSE OU CADUQUE PARIÉTALE. (*Decidua vera, externa seu uterina*, caduque vraie, caduque utérine.)

Adhérente à la face interne de la cavité de l'utérus, la muqueuse pariétale tapisse seulement toute la cavité du corps, la muqueuse du col ne devenant jamais caduque. La division entre la muqueuse pariétale et la muqueuse intermédiaire est, comme on le comprend, purement artificielle, puisqu'on donne le nom de *caduque intermédiaire* à la portion de muqueuse pariétale sur laquelle s'est déposé l'œuf en arrivant dans la cavité utérine. Mais comme des phénomènes tout particuliers et très-importants, dans l'histoire de l'évolution de l'œuf, surviendront dans cette portion de muqueuse pariétale désignée sous le nom de caduque ou muqueuse intermédiaire ; comme d'ailleurs elle est le point de la membrane interne de l'utérus où s'établissent les connexions primitives entre l'ovule fécondé et les tissus maternels, il convient pour la plus grande clarté de séparer la description de ces deux parties de la muqueuse.

La *muqueuse pariétale* ne présente pendant les premières semaines de la grossesse d'autres changements dans sa disposition que ceux notés déjà pendant la période de la

(1) La *caduque* toute entière a aussi reçu les noms de *membrane anhiste* (Velpeau), *épione* (Dutrochet), *périone* (Breschet), *adventive* (de Blainville), *corticale* (Baër), *nidamentum* (Burdach).

ponte. Gonflée, plissée, siége d'une congestion intense, elle remplit d'abord la cavité utérine.

Selon MM. Coste et A. Richard, auxquels nous empruntons cette description, dans le premier et deuxième mois, son épaisseur est telle qu'elle peut égaler celle du tissu propre de l'utérus ; c'est-à-dire qu'elle forme à elle seule la moitié, et, dans tous les cas, plus du tiers de l'épaisseur totale de l'organe.

Des plis nombreux, des circonvolutions irrégulières la sillonnent ; même adhérence au tissu propre, même amincissement vers les orifices des trompes et vers le col, et aussi surtout, comme nous le verrons, même structure.

Vers la fin du deuxième mois, l'épaisseur diminue un peu (un quart environ de la paroi utérine), les plis s'effacent ; mais cette sorte de réaction ne s'établit que fort lentement ; car encore, au quatrième mois, l'épaisseur est considérable ; les caractères de la membrane sont presque aussi marqués qu'après l'époque de la menstruation : état criblé, vascularisation.

Quoi qu'il en soit, c'est à dater de ce moment que va commencer la période de déclin : l'adhérence au tissu de l'utérus devient moins ferme, et on peut facilement isoler une membrane propre, ce qui est toujours impossible avant cette époque. Quand on en détache des lambeaux, on en peut maintenant distinguer deux couches : l'une, superficielle, c'est l'ancienne muqueuse avec tous ses caractères ; l'autre, profonde, mollasse, élastique, feutrée, homogène, semble un tissu de formation nouvelle.

Ainsi, à dater du quatrième mois, la *muqueuse pariétale* tend de plus en plus, d'une part, à s'atrophier, de l'autre, à s'isoler. Le détachement, le décollement semblent précéder l'atrophie : cela se conçoit à merveille, car il est probable qu'il en est la cause. A mesure que l'épaisseur diminue, et au septième mois, elle est réduite environ à un millimètre, les pertuis s'effacent, c'est-à-dire que les glandules disparaissent ainsi que les vaisseaux; enfin, aux approches de de l'accouchement, on n'a plus sous les yeux qu'une membrane molle, très-mince, presque entièrement décollée à sa face profonde, offrant, quand on la déchire, un aspect aréolaire caractéristique, décomposable en plusieurs feuillets, comme le serait une fausse membrane.

MUQUEUSE OU CADUQUE OVULAIRE. (*Caduque réfléchie des auteurs, membrane épichoriale,* épichorion.)

On désigne sous ces différents noms la portion de muqueuse utérine soulevée autour de l'œuf à son arrivée dans la matrice et qui s'est peu à peu refermée sur lui, de manière à l'emprisonner complétement, en ne laissant pour trace de ce travail d'inclusion que cette dépression ombilicale dont nous avons parlé et qui disparaît à son tour.

Vers la fin du premier mois, elle offre dans presque toute son étendue les caractères de la muqueuse utérine; seulement, on voit débuter à son centre le travail d'atrophie qui, faisant disparaître les vaisseaux et les glandules, va graduellement l'amincir. Au contraire, la circonférence par laquelle elle se confond avec la *muqueuse pariétale* est d'une épaisseur considérable, sans doute à cause du travail de soulèvement qui lui a donné naissance.

Si on en excepte cette circonférence, au troisième mois, la *muqueuse ovulaire* paraît entièrement privée de vaisseaux et par conséquent de glandules; son aspect n'est plus du tout celui de la muqueuse utérine et fait comprendre ce nom de *membrane anhyste* que M. Velpeau avait donné à la caduque tout entière.

A partir aussi de la fin du troisième mois, l'œuf remplissant la totalité de la matrice, *la mnqueuse ovulaire* vient toucher la *muqueuse pariétale*, et à la fin de la grossesse, l'union de ces deux membranes peut paraître intime, bien que, sur une pièce fraîche, une dissection soignée parvienne toujours à les séparer.

Quand la *muqueuse ovulaire* a perdu tous les éléments primitifs qui en faisaient un tissu composé, elle s'amincit rapidement, et dans les deux derniers tiers du temps de la grossesse, ce n'est plus qu'une sorte d'enduit jaunâtre qui recouvre l'enveloppe externe.

En disséquant des œufs très-avancés, on doit se défier d'une double cause d'erreur : le chorion (1) peut paraître tout à fait à nu ; c'est que la *muqueuse ovulaire* est restée sur la *caduque pariétale ;* ou, au contraire, la membrane qui cache le chorion a une épaisseur notable ; c'est que sur l'épichorion est restée appliquée la *caduque utérine* ou *pariétale.*

Dans tous les cas, avec un peu d'habitude, on distingue sur-le-champ l'épichorion à sa teinte mate, à son aspect comme crasseux.

La muqueuse ovulaire ne touche ordinairement les parois de l'utérus que vers la fin du troisième mois.

Il existe donc, pendant un certain temps, entre les *muqueuses ovulaire et pariétale*, une cavité. Mais cette cavité est bien peu étendue, comblée qu'elle est, presque en totalité, par le développement énorme qu'a la muqueuse utérine dans les premiers temps de la gestation. Quoi qu'il en soit, un

(1) Membrane externe de l'œuf.

épanchement aqueux peut se faire dans cet espace, mais c'est là toujours le résultat d'une maladie. Alors les orifices tubaires, celui du col utérin sont bouchés par une fausse membrane ; le liquide accumulé ou, plus probablement, la maladie primitive elle-même provoque l'avortement, et la femme rend une poche pleine de liquide, en dehors de laquelle on trouve l'œuf. Ces faits ne sont pas rares, et voilà une des causes des erreurs accréditées sur la caduque et, en particulier, sur l'existence du liquide qui siégerait entre ses deux feuillets (hydropérione).

MUQUEUSE OU CADUQUE INTERMÉDIAIRE. (*Decidua serotina*, sérotine, membrane utéro-épichoriale, *caduque inter-utero-placentaire*, placenta maternel.)

Constituée par la portion de muqueuse sur laquelle l'œuf s'est déposé en arrivant dans l'utérus, formant une couche très-épaisse et d'une épaisseur égale dès le début de la gestation, elle est bientôt creusée de place en place, vers la face qui regarde l'œuf, d'enfoncements profonds destinés à loger des végétations spéciales (1) s'élevant de la face externe de l'ovule et destinées à établir entre lui et l'utérus des rapports que nous décrirons bientôt. De plus, M. Coste professe que les vaisseaux énormes, en particulier les sinus veineux, qui y abordent sont usés, corrodés par ces végétations envahissantes et qu'à une certaine époque ces végétations, renfermant des vaisseaux fœtaux, baigneraient dans une sorte de lac sanguin. Quoi qu'il en soit, un travail atrophique survient bientôt dans cette portion de la muqueuse comme dans

(1) *Villosités choriales*. Leur description appartient à l'étude de l'œuf.

les deux autres parties précédentes, et au terme de la grossesse, la muqueuse intermédiaire ne représente plus qu'une couche mince, moulée sur la surface inégale du placenta. Séparable comme la caduque utérine elle-même, en deux feuillets, l'un adhère au placenta et représente l'ancienne muqueuse; l'autre, de nouvelle formation, mollasse, homogène, feutré, reste appliqué à la face interne de l'utérus.

Si nous jetons maintenant un coup d'œil rapide sur les modifications générales de structure des éléments anatomiques qui entrent dans la muqueuse, le microscope nous démontre que non-seulement les vaisseaux se sont considérablement dilatés, mais encore que dans son épaisseur il s'est formé une masse considérable de tissu conjonctif nouveau et que ses glandes utriculaires ont pris des proportions beaucoup plus grandes, car elles mesurent, suivant Kœlliker, 5 à 7 millimètres en longueur et 0 mm. 09 à 0 mm. 25 (moyenne, 0 mm. 17) en largeur. Nous ferons remarquer de plus que les glandes en tube de la muqueuse pariétale se transforment peu à peu en des espèces de poches, dont les ouvertures donnent à cette membrane et au bord de la muqueuse ovulaire l'aspect criblé signalé plus haut. Quelle que soit l'époque à laquelle on l'examine, on trouve le tissu des muqueuses pariétale et ovulaire formé de cellules sphériques plus ou moins volumineuses, avec un beau noyau souvent multiple et de fibres-cellules offrant parfois des dimensions colossales, renfermant un gros noyau très-distinct. L'épithélium, abstraction faite des premiers mois de la grossesse, disparaît complétement de la surface des caduques. Nous avons déjà dit que la muqueuse du col ne participait point à la formation des membranes caduques; aussi conserve-t-elle son épithélium non vibratile pendant toute la durée de la grossesse. Mais elle s'épaissit également, ses follicules muqueux surtout se développent et ce sont eux qui sécrètent le bouchon muqueux qui remplit tout le canal cervical.

Enfin, suivant M. Ch. Robin, les éléments fibro-plastiques de la muqueuse augmentent de volume pendant la grossesse; cette augmentation n'est pas brusque, mais graduelle. Elle peut atteindre plus du double du volume ordinaire, tant en longueur qu'en largeur. La forme générale subsiste à peu près la même. En même temps, les fibres deviennent plus transparentes, plus pâles, à bords plus réguliers; les noyaux qui y sont renfermés n'offrent plus aucune différence avec les noyaux libres.

Résumons les points principaux des modifications de la *muqueuse utérine* pendant la grossesse.

1° Il n'existe pas autour de l'œuf humain, dans la matrice, d'autre membrane que la muqueuse utérine, appliquée, à terme, sur les propres enveloppes de cet œuf.

2° L'idée d'une exsudation plastique organisée en membrane ne peut plus être soutenue aujourd'hui.

3° La muqueuse utérine constitue à elle seule les trois membranes désignées jusqu'ici sous les noms de *vraie caduque*, de *caduque réfléchie* et de *membrane sérotine*.

4° L'étude micrographique a démontré l'identité de nature de ces trois membranes; le microscope a prouvé, de plus, l'identité de ces trois membranes et de la muqueuse de l'utérus.

5° Le mécanisme de l'inclusion de l'ovule dans la muqueuse n'est point encore appuyé d'une démonstration anatomique complète.

6° La muqueuse utérine et les trois membranes qu'elle constitue, après avoir d'abord présenté une augmentation de volume, sont toutes le siége d'un double travail d'atrophie et d'isolement dont le phénomène final est leur séparation de la face externe de la matrice, leur chute et leur expulsion plus ou moins complète avec l'œuf.

7° Le but des modifications de la muqueuse est de préparer cette membrane 1° à recevoir l'ovule fécondé, 2° à permettre à cet ovule de s'y greffer, 3° à lui fournir des éléments nutritifs, à lui servir d'enveloppe protectrice et de terrain sur lequel pourront s'établir les connexions vasculaires indispensables à son développement pendant son séjour dans l'utérus.

VAISSEAUX DE L'UTÉRUS PENDANT LA GROSSESSE.

Artères. Les artères de la matrice offrent une augmentation de volume assez considérable et surtout un allongement proportionnel aux dimensions de l'organe à toutes les époques de la grossesse. M. Jacquemier, dans un très-bon travail sur l'appareil vasculaire de l'utérus, fait remarquer avec raison qu'on ne peut attribuer l'augmentation de longueur des artères à leur déplissement, puisqu'elles sont plus flexueuses au terme de la grossesse que dans l'état de vacuïté. Ces vaisseaux, examinés sur une matrice à terme, n'acquièrent pas le volume qu'ils présentent dans les parois utérines d'une manière graduelle, avant d'aborder les parties latérales de l'utérus, comme il serait naturel de le supposer; mais, presque au moment de pénétrer dans le tissu de l'organe, ils se renflent assez brusquement, les artères *utérines* restant généralement plus volumineuses que les *ovariques*. Dans l'épaisseur des ligaments larges, ces vaisseaux se divisent et s'épanouissent de manière à former de nombreux plexus, puis ils pénètrent dans le tissu utérin où ils se ramifient dans toutes les directions. Nous les avons généralement trouvés plus rapprochés de la surface péritonéale que de la membrane muqueuse, excepté dans la région où se trouve l'attache du placenta. Ces artères s'anastomosent entre elles du même côté et aussi avec celles du côté opposé ; mais en général, sur la ligne médiane de l'utérus à terme, elles ne présentent qu'un faible calibre, particularité qui a de l'intérêt au point de vue de certaines opérations sanglantes.

Un grand nombre de ces vaisseaux, mais d'un moindre volume, pénètrent toute l'épaisseur du tissu utérin et vont se rendre jusque dans la muqueuse où ils forment un riche réseau de vaisseaux capillaires qui, selon Virchow, s'élargissent quelquefois extraordinairement au moins pendant une partie de la grossesse ; c'est ainsi que les capillaires superficiels de cette membrane, dans la sixième semaine, peuvent acquérir 0mm,55 à 0mm,1 de largeur et de plus, leurs parois sont excessivement minces. On comprend comment M. Jacquemier les a trouvés plus perméables aux injections que les capillaires ne le sont d'ordinaire, ce qui lui avait fait supposer leur augmentation de volume constatée par Virchow. Quant à l'idée de larges communications anastomotiques entre les extrémités terminales des capillaires artériels et des veines dans l'étendue du tissu utérin, M. Jacquemier la repousse complétement, tout en avouant néanmoins que le mode de communication entre les capillaires artériels et veineux n'a pas pu être constaté par lui directement.

Parmi les artères qui, traversant le tissu de la matrice, se rendent à la face interne et pénètrent dans la muqueuse, il en est un certain nombre dont l'augmentation de calibre et de longueur pendant la grossesse, est plus marquée que dans toutes les autres, elles sont destinées à se rendre au délivre, et on les décrit aujourd'hui sous le nom d'artères *utéro-placentaires*. Ces vaisseaux ont dans l'histoire du développement de l'œuf un rôle tellement important, qu'ils seront l'objet d'une description particulière quand il sera question des organes de connexions du fœtus.

Tous les autres vaisseaux artériels qui traversent la muqueuse, sauf leur augmentation de volume, conservent la disposition de l'état de vacuïté; tous montent parallèlement aux glandules et, en arrivant à la surface, concourent à former des réseaux autour des orifices glandulaires. Mais par suite de l'évolution de la muqueuse, décrite précédemment, et de l'atrophie dont elle devient le siége, toute vascularité a disparu à peu près dans cette membrane vers la fin de la gestation, excepté dans la région placentaire, et encore même dans ce point, sa vascularité peut être regardée comme nulle, car, ainsi qu'on le verra, les vaisseaux qui la traversent, quand le placenta est constitué, ne lui appartiennent pas.

Enfin, nous ferons remarquer en terminant que les artères sont parfaitement isolées des fibres musculaires de l'utérus par une faible couche de tissu celluleux dont la présence leur constitue une sorte de gaîne, disposition très-différente de celle décrite déjà comme appartenant aux veines de la matrice en dehors de la grossesse (Voyez, *Anatomie de l'utérus*, 1re partie).

Veines. « Les grosses veines de l'utérus gravide, dit Kœlliker, m'ont offert, outre la couche musculeuse normale, à fibres circulaires excessivement grosses, une couche musculeuse interne et externe à direction longitudinale et dont les éléments avaient les mêmes proportions colossales; ici donc l'épaississement des parois est démontré directement. »

Cet épaississement des parois veineuses est en rapport avec l'augmentation énorme de volume que présentent, dans l'utérus à terme, les vaisseaux veineux eux-mêmes. Il est commun, en effet, de rencontrer quelques-uns de ces *sinus utérins*, comme on les nomme, dont le calibre est d'environ six à huit millimètres, beaucoup d'autres atteignent de quatre à six millimètres de largeur. Différentes en cela des artères, l'augmentation de volume des veines se fait d'une manière moins brusque, ce n'est pas seulement dans les parois utérines que ces vaisseaux atteignent des dimensions extraordinaires, les veines sont encore énormément grossies dans l'épaisseur des ligaments larges ; c'est néanmoins dans le tissu utérin lui-même qu'elles présentent leur plus extrême développement.

Sur le grand nombre d'utérus à terme ou près du terme de la grossesse que nous avons examinés, ces vaisseaux nous ont constamment paru plus rapprochés du péritoine que de la muqueuse, excepté dans la région placentaire ou dans son voisinage. Le tissu musculaire de l'utérus étant divisé en trois couches, c'est entre le plan moyen et le plan externe, ou, au plus, dans l'épaisseur du plan moyen qu'on rencontre ordinairement les *sinus utérins*. Dépourvus de valvules, tous ces nombreux vaisseaux ont de si larges et si faciles communications les uns avec les autres, qu'ils font de l'utérus à terme, comme une sorte d'organe caverneux. Mais aux environs de l'attache placentaire, une grande quantité de ces gros et nombreux canaux se rapprochent du plan interne et rampent dans son épaisseur, quelques-uns même sont séparés de la muqueuse dans certains points par une couche de tissu musculaire à peine épaisse de quelques millimètres. Nous appelons l'attention sur cette dernière disposition des vaisseaux veineux. M. Jacquemier l'avait déjà constatée depuis longtemps: « Ces canaux, dit-il, en parlant des sinus utérins, sont plus multipliés et plus grands dans la portion des parois de l'utérus qui correspond au placenta ; sur ce point un grand nombre s'approchent de la face interne, la plupart dans une direction très-oblique, et rampent dans une étendue plus ou moins grande à la face interne de l'utérus, séparés en dedans par une lame excessivement mince de tissu utérin, ou seulement par la muqueuse qu'ils traversent en pénétrant, sans changer très-sensiblement de direction, dans la caduque utéro-placentaire et entre les lobes du placenta : ce sont les veines utéro-placentaires. Souvent on ne s'aperçoit en les suivant qu'on dépasse le tissu utérin qu'à la différence de densité, car, quelque mince que soit la paroi qui les sépare de la face interne de l'utérus, ils offrent toujours une grande résistance, tandis qu'ils se déchirent avec la plus grande facilité dans la caduque utéro-placentaire. Pour qui a pu apprécier cette différence de densité, il sera impossible d'admettre que les larges et nombreux orifices à bords déchirés, qui criblent constamment cette portion de la face interne de l'utérus après la délivrance, soient le résultat de la rupture des veines utérines profondes produites par les contractions utérines. La rupture qui se fait par le décollement du placenta ne peut s'effectuer sur ces veines que lorsqu'elles ont dépassé la face interne de l'utérus c'est-à-dire à la réunion des veines utérines avec les veines utéro-placentaires. »

La description des sinus utérins, telle qu'elle a été faite par notre confrère dans son excellent travail, est de toute exactitude et en parfaite harmonie avec ce que nous avons vu nous-mêmes. Il y aurait à déduire de cette étude anatomique des considérations pratiques fort importantes au point de vue des pertes de sang en général et des hémorrhagies incoercibles après la délivrance; nous ne ferons ici qu'indiquer ces déductions dont la place est tracée dans la pathologie obstétricale.

Vaisseaux lymphatiques. Ne présentant aucune modification de structure appréciable, les lymphatiques augmentent seulement de volume pendant la grossesse d'une manière proportionelle aux autres éléments de l'utérus. Les préparations du plan superficiel de ces vaisseaux, par l'injection au mercure, les montrent en nombre tellement grand, que l'organe se trouve, pour ainsi dire, caché sous un réseau métallique. Nous avons indiqué, dans l'anatomie, le trajet et les deux groupes qu'ils forment ainsi que les ganglions auxquels ils se rendent. Aucun changement ne se produit dans leurs dispositions, leurs dimensions seules sont donc accrues par l'existence de la gestation.

DES NERFS DE L'UTÉRUS PENDANT LA GROSSESSE.

De nombreuses recherches ont été faites de tous côtés sur cette question, qui a beaucoup préoccupé les esprits dans ces derniers temps, mais les solutions proposées jusqu'à présent sont loin d'avoir dissipé toute l'obscurité du problème.

A priori, il semble peu raisonnable de se refuser à admettre la participation des nerfs aux changements de dimensions présentés par toutes les parties constituantes de l'utérus gravide. Comment comprendre, en effet, sans une augmentation des éléments anatomiques, la distribution des cordons nerveux de la matrice à toutes les régions d'un organe développé dans la proportion de six ou sept centimètres à trente ou trente-cinq de longueur, et de quatre ou cinq centimètres à vingt ou vingt-cinq en largeur? La supposition d'une telle élongation due à l'élasticité des nerfs est complétement inadmissible; il faut donc admettre alors, s'il n'y a pas augmentation de volume, ou au moins d'étendue, que certaines portions de l'organe développé seront dépourvues de ramifications nerveuses. Comment concilier une pareille idée avec l'exaltation des propriétés de tissu soumises indubitablement à l'influence des nerfs de la vie organique? Il ne suffit pas seulement, on le comprend, que le tissu utérin acquière par l'évolution de l'organe la propriété de se contracter énergiquement; cette propriété resterait indéfiniment à l'état de puissance inactive, si des nerfs en rapport de longueur et de nombre à coup sûr, et de volume peut-être, avec l'action à produire, ne venaient animer ces plans musculaires destinés à manifester, pendant le part, une longue persistance et une extrême énergie de contractilité.

Voilà ce que dit le raisonnement : examinons les résultats de l'observation.

Les nerfs du corps de la matrice sont admis par tous les anatomistes anciens et modernes (1). Ils ont été décrits dans la première partie. La question se réduit donc à ceci : Les nerfs de l'utérus participent-ils proportionnellement au développement général?

Pour M. le docteur Boullard (*Thèse inaugurale* 1853); ils n'augmentent pas de volume pendant la grossesse. M. Cruveilher partage cette opinion. En préparant ces nerfs comparativement sur l'utérus d'une fille de dix ans et sur celui d'une femme morte au moment du travail de l'accouchement, on trouve que les modifications principales portent moins sur le *volume* des nerfs, *qui est à peine différent*, que sur l'état du plexus hypogastrique.

« Chez la femme dont l'utérus est développé, le plexus est remonté, les éléments en sont écartés et constituent des mailles plus ou moins larges; et quant aux nerfs qui en par-

(1) Gaspari Bauhini. *Theatrum anatomicum*. Vesale. Haller. Lobstein. *De nervi sympathetici humani fabrica*. Cruveilhier. Rendu. Sappey, Foucher, Boullard, etc.

tent, ils ne diffèrent que par une plus grande longueur, coïncidant avec une ténuité peut-être plus grande, si on les compare à ceux qui se rencontrent sur l'utérus normal d'une femme adulte.

« Tous les nerfs de l'utérus gagnent les bords latéraux de l'organe ; ils n'accompagnent pas les vaisseaux utérins, n'enlacent pas l'artère utérine en la recouvrant de leurs mailles. Ce vaisseau passe au milieu d'eux sans en être enveloppé, comme le sont, par exemple, les artères mésentériques. Puis, des bords droit ou gauche, quelques-uns de ces nerfs se rendent aux faces antérieure et postérieure de l'utérus ; d'autres peuvent être suivis jusqu'à la partie la plus élevée. Ils pénètrent dans l'épaisseur de l'organe, où ils se ramifient de bonne heure en filaments très-ténus, que l'on peut bien poursuivre quelque temps dans le tissu musculaire, mais qu'il ne m'a jamais été possible de conduire jusqu'à la muqueuse. Ce fait est d'ailleurs conforme aux résultats connus des recherches faites par M. Ch. Robin sur la structure de la muqueuse utérine ; cet habile micrographe n'y a en effet rencontré aucun élément nerveux (1).

« Quant au col, je me suis assuré qu'il n'est pas privé de nerfs ; j'ai pu, en effet, suivre quelques filets venus, comme tous les autres, du plexus hypogastrique, qui se rendaient manifestement dans l'épaisseur de la portion sous-vaginale.

« Il n'existe pas de véritable plexus utérin, les filets qui se rendent à l'utérus ne sont ni assez nombreux ni assez fréquemment anastomosés ensemble pour former des mailles, un réseau dans lequel on puisse voir quelque chose de comparable aux plexus vaginal ou vésical, par exemple. Il faut

(1) Robin. Mémoire sur la *muqueuse utérine*. (*Archives générales de médecine*, 1848.

seulement entendre, par le mot plexus utérin, un terme collectif qui désigne l'ensemble des nerfs que les plexus lombo-aortique et hypogastrique envoient à l'utérus; je ne puis, à plus forte raison, admettre l'existence de plusieurs plexus utérins, de ganglions utérins : je n'ai rien trouvé de semblable. Il suffit, au reste, de jeter les yeux sur les parois d'un utérus développé, après avoir préalablement décollé le péritoine, pour reconnaître combien l'erreur est aisée, et combien facilement on peut représenter, comme nerfs et ganglions, des fibres musculaires, des veinules, des vaisseaux lymphatiques, etc., surtout après une immersion un peu prolongée. »

Tel est le résultat des dissections de M. le docteur Boullard; MM. les docteurs Rendu et Snow-Beck sont arrivés à des conclusions à peu près identiques.

D'un autre côté, M. Robert Lee, dans quatre mémoires publiés de 1838 à 1848, admet que les nerfs de l'utérus gravide participent au développement général, et qu'ils sont transformés en des réseaux de gros cordons et en très-larges bandes. Pour lui, de gros nerfs ganglionnaires accompagnent et environnent les vaisseaux utérins; ces nerfs présentent des plexus nombreux et des anastomoses fréquentes avec les plexus sous-péritonéaux. Mais MM. Owen et Kiernan ayant, dit M. Boullard, examiné au microscope des portions de ces plexus nerveux utérins, n'y auraient pas reconnu le tissu nerveux, mais simplement des faisceaux de tissu élastique. Cependant un autre observateur, M. Dalrympe aurait affirmé que ce tissu appartenait réellement à des nerfs ayant la structure tubuleuse des fibres nerveuses de l'estomac ou des intestins.

M. le docteur Hirschfeld, anatomiste très-habile auquel on doit de remarquables préparations sur le système nerveux, a soutenu dans ces derniers temps l'opinion de M. Robert Lee. Pour lui, dit-il dans une note dont il a communiqué le contenu à l'un de nous et qu'il a publiée depuis, l'augmentation de volume des nerfs utérins pendant l'état de gestation est une question jugée à l'heure qu'il est et qui ne souffre aucune discussion.

M. Jobert de Lamballe croit que l'augmentation de volume ne porte que sur l'enveloppe fibreuse et non sur les nerfs eux-mêmes.

« Il est évident, dit Kœlliker, que le microscope seul peut fournir des renseignements certains sur l'état des nerfs de l'utérus à la fin de la gestation, mais on n'a encore fait que peu de recherches. Jusqu'ici on ne peut rien conclure des faits mis en avant par Remak, qui prétend qu'à l'époque de la grossesse les nerfs deviennent plus gros et prennent *une couleur grise*, ce qui dépendrait d'une augmentation dans le nombre des fibres à noyaux ; attendu que nous manquons de raisons suffisantes pour décider d'une manière certaine si les fibres à noyaux sont des tubes nerveux embryonnaires ou bien une des formes du tissu conjonctif. Mais nous devons à Kilian des recherches sur les animaux faites avec soin et qui démontrent que, sur l'utérus gravide, les nerfs de cet organe conservent plus avant dans la substance musculaire leurs contours obscurs, tandis que, sur l'utérus vide, ils perdaient ces contours plus tôt, tantôt à leur entrée dans l'utérus, tantôt avant de l'atteindre, et prenaient le caractère de tubes embryonnaires sans moelle. Cette circonstance a même permis à Kilian de poursuivre les nerfs beaucoup plus loin dans la substance de l'utérus. Quant à une production de nouvelles fibres nerveuses, Kilian n'a rien vu qui la rende admissible ; aussi la regarde-t-il comme peu probable, attendu qu'il faudrait admettre aussi, dit-il, une production nouvelle de substance ganglionnaire, laquelle n'est pas vraisemblable. Quant à moi, un tel fait ne me semble nullement impossible, vu que cette multiplication des cellules ganglionnaires et des fibres nerveuses ne serait nécessaire que dans la première grossesse. On pourrait admettre aussi que les tubes nerveux de nouvelle formation ne sont que des branches d'autres tubes; mais il me semble plus prudent d'attendre dans quel sens seront décidées les recherches de Remak sur dans l'espèce humaine. Je ferai remarquer cependant qu'une augmentation de volume des cordons nerveux pourrait dépendre à la fois d'un élargissement des tubes nerveux existants et d'une hypertrophie du névrilemme, et que la *multiplication des extrémités terminales des nerfs* est suffisante pour rendre ces derniers aptes à se distribuer sur de plus grandes surfaces. »

Nous avons reproduit les opinions des hommes les plus compétents, c'est tout ce qu'il nous était permis de faire dans une question aussi controversée. Mais quelle conclusion tirer de ces avis contradictoires? Dans l'état actuel de la science sur ce sujet, la seule conclusion rigoureuse nous paraît être celle-ci : tous les auteurs sans exception, même ceux qui combattent l'idée de l'accroissement proportionnel des nerfs utérins sont forcés d'admettre cependant, ou la production de nouveaux éléments nerveux, ou la croissance en longueur de ceux qui existent déjà pendant l'état de vacuité; comment expliquer autrement la présence des extrémités terminales des nerfs se distribuant à toutes les régions d'un organe creux dont la capacité a augmenté dans la proportion de plus de un à cent? Quant à l'augmentation de volume des nerfs uterins sous l'influence de la gestation, c'est un sujet qui exige encore de nouvelles recherches.

MODE NATUREL DE L'ACCROISSEMENT DE L'UTÉRUS PENDANT LA GROSSESSE.

L'étude faite jusqu'ici de la structure et de la texture de toutes les parties de la matrice, pendant la grossesse, nous dispensera d'entrer dans de longs détails sur son mode naturel d'accroissement. On est en mesure de juger maintenant combien s'éloignaient de la vérité les théories qui faisaient considérer le développement de l'utérus comme un simple phénomène de distension. Mauriceau, comparant la matrice à une boule de cire creuse que l'œuf grossissait en s'accroisant, donnait de ce développement une idée fausse en grande partie.

Le type le plus pur de ce qu'on appelle *hypertrophie*, l'utérus le présente pendant la grossesse, mais il ne faut pas s'exagérer, comme le font encore aujourd'hui beaucoup d'accoucheurs, les conséquences de cet apport de matériaux homogènes nouveaux, et confondre le volume réel amené par ce travail hypertrophique avec le volume apparent occasionné par l'expansion de l'œuf. L'utérus vide, après l'accouchement à terme, quand il est, comme on le dit, *revenu sur lui-même*, voilà le résultat de l'hypertrophie, le surplus du développement de la matrice est dû à une véritable distension qui peut même être portée plus ou moins loin selon des circonstances variables, dépendant soit du fœtus ou de ses annexes, soit de l'état de santé de la mère ou de l'œuf. Il est inutile, par conséquent, de discuter sur l'épaisseur des parois utérines à la fin de la gestation; l'hypertrophie l'augmente beaucoup, sans doute, mais la distension peut ensuite la diminuer, de manière à rendre ces parois plus minces que dans l'état de vacuité. En général, l'hypertrophie et la distension combinées conservent, à l'utérus à terme, des parois à peu près égales à celles de l'utérus non développé.

Ainsi donc, le mode naturel d'accroissement de l'utérus dérive de deux sources : l'hypertrophie des tissus, la distension des parois qui, à l'état physiologique, n'est jamais portée à ses dernières limites, et c'est sous l'influence de ces deux ordres de causes que la matrice parvient à atteindre ces proportions véritablement colossales dont l'aspect, au terme de la grossesse, est toujours un sujet nouveau d'étonnement.

DES PROPRIÉTÉS DES TISSUS DE L'UTÉRUS PENDANT LA GROSSESSE.

Tous ces changements dans l'organisation de l'utérus, dont nous avons tracé jusqu'ici les caractères et la marche, doivent, on le prévoit, en amener avec eux de très-prononcés dans les propriétés des tissus de l'organe; c'est dans le tissu musculaire presque exclusivement que ces propriétés se feront successivement remarquer, les deux autres, membrane séreuse et la membrane muqueuse, ne fais[illegible] qu'obéir en quelque sorte.

Il nous paraît complétement inexact de dire avec M. [illegible]zeaux : « *l'utérus va se trouver en possession de propri[illegible] toutes nouvelles* ». De même que la grossesse ne fait na[illegible] dans la composition de l'utérus aucun élément anatomi[illegible] hétérogène nouveau, qu'elle hypertrophie seulement les [illegible]ments normaux ou en crée de semblables destinés à se su[illegible]jouter aux premiers, de même la grossesse ne fait apparaître dans l'utérus aucune propriété nouvelle, elle exalte à un haut degré toutes celles déjà possédées par l'organe, propriétés obscures, latentes, pour ainsi dire, mais dévoilées par certaines circonstances physiologiques ou pathologiques étrangères à la grossesse, et devenues perceptibles au point de ne laisser aucun doute sur leur existence permanente. C'est ainsi que dans certaines maladies utérines, dans la dysmenorrhée, dans les métrorrhagies en dehors de la gestation et des couches, la plupart des propriétés dont nous allons parler se révèlent manifestement à un observateur attentif.

Il existe pour nous, dans le tissu utérin, cinq propriétés obscures pendant l'état de vacuité, nous le répétons, mais néanmoins permanentes, surtout pendant la durée de ce que nous appelons la vie génitale de la femme, comprise entre la puberté et la ménopause; ces cinq propriétés sont : la *contractilité*, la *rétractilité*, l'*irritabilité* la *sensibilité* et l'*élasticité*.

Toutes ces propriétés, sous l'influence de la grossesse et aussi de certains états morbides, s'exagèrent infailliblement, mais non pas toutes à un degré semblable, les unes d'une manière excessive et avec des manifestations énergiques et évidentes, les autres moins clairement et ayant besoin de conditions spéciales pour devenir constatables.

Contractilité. Pendant l'ovulation spontanée déjà, même quand elle n'est pas suivie de fécondation, la contractilité de l'utérus se manifeste très-sensiblement chez certains sujets irritables, mais cette propriété toute vitale, toute active, n'atteint jamais un haut degré d'évidence tant que la matrice n'a pas augmenté de volume.

La *contractilité* de l'utérus, comme celle des viscères creux en général, peut être définie : cette propriété en vertu de laquelle l'organe acquiert momentanément une capacité plus petite en se resserrant activement sur sa cavité, pour reprendre, après un certain temps, ses dimensions primitives. L'effet de la mise en action de cette propriété, c'est la *contraction utérine*.

La *contractilité* réside dans toutes les portions de la matrice, le fond, le corps et le col; mais dérivant de l'influx nerveux comme cause, et du tissu musculaire comme instrument, cette propriété doit nécessairement être inégalement répartie dans un viscère dont les plans musculaires ne sont égaux ni en force, ni en épaisseur, ni en longueur, en raison de la forme même de l'utérus, sans parler de la répartition non moins inégale des nerfs. Il résulte de cette considération que l'exercice de la contractilité peut être affaibli déjà, ou épuisé même, dans certaines parties de l'organe, quand cette propriété est apte encore à manifester une action puissante en d'autres points du même organe. Il en résulte de plus que, si, par exemple, certaines régions de la matrice se trouvaient dans une sorte d'antagonisme entre elles, par rapport au résultat de la contractilité, il se pourrait que l'une des deux parties, la plus faible, la moins étendue, la moins pourvue de masses musculaires fut obligée de céder sous les efforts de l'autre, longtemps avant que la plus puissante, la plus considérable ait usé la somme de contractilité dout elle dispose. Nous ne nous livrons pas ici à de pures théories ou à des hypothèses gratuites, l'étude des phénomènes physiologiques de l'accouchement fera comprendre, plus tard, la valeur de ces remarques dont le but peut échapper en ce moment.

La définition donnée plus haut de la *contractilité* renferme encore un de ses modes d'action dont la connaissance est d'une très-grande utilité pratique. L'organe, avons-nous dit, acquiert momentanément une capacité plus petite en se resserrant sur sa cavité, mais si cette cavité vient à contenir un corps quelconque, le résultat de cette pression exercée par l'utérus agira sur le corps contenu, cela est clair, et s'il se trouvait dans la matrice, au moment où cette compression existe, un seul point où elle ne se fît pas sentir, sans aucun doute, comprimé qu'il serait de toutes parts, ce point excepté, c'est vers le lieu où la pression lui ferait défaut que, physiquement, le corps devra être poussé. Cette remarque trouve encore son application dans les phénomènes de l'accouchement naturel et aussi dans l'histoire de quelques accidents dont l'un est peut-être le plus grave de la parturition (*Ruptures de matrice*).

Un des auteurs modernes les plus justement appréciés, M. Cazeaux, s'est trompé complétement quand il a écrit: *la contractilité organique est toujours accompagnée de douleurs*. Chez presque toutes les femmes, en effet, pendant le cours de la grossesse et principalement vers la fin, la contractilité est mise en jeu spontanément ou sous l'influence de quelque excitation, sans être accompagnée d'aucune espèce de douleur ; cela est tellement commun qu'il nous est arrivé journellement de signaler aux élèves des contractions très-prononcées, dont quelquefois la femme avait si peu la conscience qu'en lui faisant apercevoir que son ventre *durcissait* elle ne le constatait qu'en le touchant, mais affirmait ne ressentir aucune douleur. Les contractions *indolores*, ce que Millot appelait le *temps secret* du travail ou le *travail secret* est connu de tous les accoucheurs. Voici ce qu'il faut dire: en général, l'exercice de la contractilité utérine est accompagné de douleurs, et ces douleurs ne sont pas particulières à la femme comme on le croit, les femelles des animaux souffrent quand l'utérus se contracte. Les femelles des animaux non domestiques, à l'état sauvage, ne souffrent pas, à ce qu'on dit. Mais comment le sait-on? Les femmes vivant à l'état sauvage ne souffrent pas en accouchant. C'est là encore une assertion dont les preuves ne sont pas très-positives. Nous avons consulté, à cet égard, quelques chirurgiens de marine qui avaient vu des accouchements chez des peuplades tout à fait sauvages : les femmes ne souffrent pas à beaucoup près autant que les nôtres sans doute, mais elles souffrent; les paysannes de nos campagnes souffrent moins que les femmes des villes, mais elles souffrent en général ; ne voit-on pas dans nos hôpitaux, et même dans la ville, quelques femmes privilégiées accouchant sans souffrances, et n'a-t-on pas discuté la question de savoir si une femme endormie ne pouvait pas accoucher sans que son sommeil fut interrompu. Tous ces faits constituent des exceptions à cette règle qui n'en reste pas moins vraie : en général, l'exercice de la contractilité utérine est accompagné de douleurs, mais il y a exagération à dire que la contraction est constamment douloureuse chez la femme, qu'elle ne l'est qu'accidentellement chez les animaux domestiques et avancer que chez les animaux sauvages l'exercice de la contractilité est absolument indolore, c'est émettre une assertion sans preuve.

Non-seulement la contractilité de l'utérus et la douleur qui l'accompagne pendant le travail sont très-loin d'être comparables chez toutes les femmes, mais il n'est pas même possible de pronostiquer, ni la puissance de contractilité de la matrice, ni le degré d'intensité des douleurs qu'elle produira; d'ailleurs les douleurs de l'accouchement ne résident pas à beaucoup près dans la contraction utérine seule, elles en dérivent sans doute, mais d'autres causes encore viennent s'y ajouter, toutes ces conditions diffèrent pour chaque individu. Quant à la puissance de contractilité utérine, elle ne participe pas nécessairement à l'état général du système musculaire ; chez certaines femmes grêles et délicates, la contractilité est très-prononcée, elle est faible, par fois au contraire, chez des sujets fortement musclés et vigoureux.

Soumise aux lois de la contractilité organique des viscères soustraits à la volonté, la contractilité utérine ne peut naître, s'accroître ni se suspendre volontairement, mais comme dans les autres organes creux animés par le système nerveux ganglionnaire, les perturbations physiques ou morales, susceptibles d'ébranler fortement l'organisme, ont une action très-marquée sur les manifestations de cette contractilité. De même aussi, certains agents chimiques ou physiques introduits dans l'économie ou appliqués à l'extérieur, ont-ils, comme pour les organes dont les propriétés des tissus sont comparables, une action des plus prononcées sur l'exercice de la contractilité de la matrice, soit pour en faire naître les effets, soit pour les accroître, soit pour les enrayer. L'art, on le devine, a mis à profit de toutes les manières possibles ces données acquises par l'expérience ou par l'expérimentation, et dans ce siècle, en particulier, un grand nombre de précieuses ressources contre de très-graves accidents de la parturition sont nées de ces notions utiles. La thérapeutique s'est successivement enrichie d'héroïques moyens dont le but précisément est, selon les cas, de susciter, de modérer, d'exciter ou de suspendre les contractions de la matrice.

S'exerçant physiologiquement d'une manière toujours intermittente, la contractilité détermine dans l'utérus des effets intermittents comme leur cause. Les contractions dont nous tracerons les caractères complets à propos des phénomènes de l'accouchement doivent donc présenter normalement des alternatives d'absence et d'apparition, mais les intervalles de temps qui les séparent n'ont jamais de limites parfaitement fixes ni régulières, le plus souvent quelques minutes de repos suivent une contraction jusqu'à la naissance d'une autre, et quelquefois on peut observer entre elles une interruption de plusieurs heures et même de plusieurs jours. Enfin, comme tout principe d'action musculaire, la contractilité utérine s'use et s'épuise par un exercice trop répété, mais on la voit aussi, dans certains cas, surtout chez des sujets qui ont succombé rapidement, survivre en quelque sorte à la mort et se manifester sur le cadavre, ainsi qu'elle le fait dans d'autres organes et dans les intestins en particulier.

Une dernière considération sur cette remarquable propriété du tissu utérin développé sera féconde en applications dans la théorie et la pratique de l'art. Tous les organes creux munis d'un sphincter sont soumis à ces lois communes qu'on retrouve partout en physiologie et en pathologie : à savoir 1° que les excitations quelconques portées sur le sphincter, déterminent presque invariablement la production des effets de la contractilité dans la masse de l'organe; 2° que toutes les circonstances susceptibles d'amener une grande distension avec amincissement des parois d'un viscère creux sont aussi des causes d'affaiblissement dans la contraction. L'utérus développé obéit à cette loi générale et son orifice pouvant être, à juste titre, considéré comme un sphincter par ses fonctions et la disposition de ses fibres, n'est jamais impunément exposé à des excitations vives et répétées, quelles qu'elles soient, sans qu'un retentissement n'ait lieu bientôt dans le fond et dans le corps et que la contractilité ne tarde à entrer en action. Enfin, comme dans les autres organes comparables, quand un développement exagéré de la totalité ou d'une partie du contenu vient à entraîner comme conséquence une très-grande distension de la matrice, ses parois amincies deviennent impropres à servir d'instrument à la contractilité, aussi cette propriété se manifeste-t-elle alors très-faiblement.

Rétractilité. Cette propriété du tissu utérin, nommée par quelques auteurs *contractilité de tissu,* nous paraît devoir être différenciée de la précédente, bien qu'on l'ait souvent confondue avec elle.

La *rétractilité* est cette propriété du tissu utérin en vertu de laquelle la matrice, vidée d'une partie ou de la totalité de son contenu, acquiert une épaisseur de parois plus considérable en même temps que son volume et sa capacité diminuent.

Différente de la contractilité dont l'action est intermittente et qui, après son exercice, permet à la matrice de reprendre tout son développement primitif, la *rétractilité*, non-seulement amène dans l'utérus un volume de moins en moins considérable, mais, ce moindre volume une fois acquis, elle s'oppose au retour de l'organe à ses dimensions premières, à moins que des corps étrangers solides, liquides ou gazeux nés ou apportés dans la cavité utérine, ne distendent de nouveau cette cavité et ne viennent ainsi mettre obstacle aux effets normaux de cette propriété du tissu.

La *rétractilité* n'est point répartie d'une manière égale dans toutes les régions de la matrice, ou du moins, si elle l'est pendant la grossesse, les conditions mêmes de la parturition s'opposent à la parité de ses influences sur les différentes régions utérines. Le plus simple examen de la matrice d'une femme dont l'accouchement est terminé suffira pour en convaincre. Si l'on palpe l'utérus à travers les parois abdominales, sitôt après la terminaison complète du travail, on sentira, et souvent avec facilité, le fond et le corps de l'organe beaucoup plus petits, plus résistants et plus épais qu'ils ne l'étaient au début de l'accouchement, et si, dans le même moment, on touche par le vagin la partie inférieure de l'utérus, on sera frappé du contraste qui existe entre sa mollesse, portée parfois jusqu'à la flaccidité, avec la fermeté et la dureté même des régions supérieures. Les résultats de cette différence au point de vue pathologique ont été bien reconnus par les accoucheurs, mais, à l'exception de M. Jacquemier qui l'a indiquée en partie, la cause ne nous paraît pas avoir été suffisamment expliquée jusqu'ici. En l'attribuant à une sage précaution de la nature qui a accumulé la puissance dans la portion supérieure de la matrice où se trouve d'ordinaire le placenta, on fait, sans s'en douter, le procès à la nature pour les cas exceptionnels où le délivre est sur le col. D'ailleurs, ce n'est pas là une explication. Le segment inférieur de l'utérus étant le point le plus rétréci de l'ovoïde utérin, cette région subit proportionnellement une distension supérieure à toutes les autres parties pendant le passage du fœtus ; de plus, l'orifice qui limite en bas ce segment éprouvant une extension énorme dans le temps relativement court que demande le travail, toutes les fibres de la partie la plus inférieure de la matrice se trouvent, à la fin de l'accouchement, dans un état très-défavorable à l'exercice de la rétractilité. On n'a pas non plus songé à considérer combien, vers la fin de la grossesse, il existait de dissemblance, d'abord entre le ramollissement du col, plus tard entre l'amincissement de l'orifice, et la fermeté souple et l'épaisseur des parois de l'utérus vers le fond et dans le corps. Cette imbibition du col, cet amincissement de l'orifice utérin étaient nécessaires, sans doute, pour faciliter sa dilatation future, mais ces états nouveaux, favorables à son extension, devenaient un obstacle à sa rétractilité. Ou bien, il eût fallu dans le segment inférieur des dispositions qui eussent rendu la dilatation difficile et alors sa rétraction eût pu être énergique, ou bien ses préparations devaient être ce qu'elles sont, c'est-à-dire prédisposantes à l'action des causes dilatatrices, et alors la rétraction du col ne pouvait qu'être faible.

Toutes les fois en effet que, par une cause accidentelle physiologique ou morbide, le *corps* de la matrice devient, lui aussi, le siége d'une extension portée hors de certaines limites, on observe de même une grande faiblesse de rétractilité. La proposition suivante peut donc être formulée : *La rétractilité de l'utérus est partout en raison inverse de la distension subie.*

Il n'est pas aussi facile de comprendre comment la déplétion brusque de l'utérus, sans extension forcée, entraîne à sa suite une impuissance de rétractilité. Le fait est d'observation et pratiquement fort utile à connaître, mais nous avouons n'en pas trouver d'explication satisfaisante. Faut-il absolument, pour que cette propriété soit mise en action, qu'elle s'exerce toujours graduellement? Serait-ce une des raisons, entre autres, pour lesquelles l'expulsion de l'œuf est normalement graduelle? Mais le volume de cet œuf, comparé au canal à traverser, suffit seul pour nécessiter la division de l'expulsion en trois parties, liquide, fœtus et annexes. S'agit-il là d'une simple coïncidence, car on n'observe guère ces déplétions brusques que chez des femmes déjà mères plusieurs fois, et la rétractilité est toujours moins prononcée après un certain nombre de couches. Toutes ces explications ne sont pas très-conclüantes. Il y a évidemment là un point encore obscur.

La rétraction ou manifestation de la rétractilité n'est jamais douloureuse par elle-même ; mais il ne faut pas, comme l'ont fait quelques auteurs modernes, confondre la contraction utérine avec la rétraction, et lui attribuer les douleurs dont se plaignent les multipares après l'accouchement. Il ne faut pas non plus indiquer le retour de l'utérus à son volume normal, après les couches, comme un simple résultat de la rétractilité. Il n'est plus permis aujourd'hui, quand le microscope a démontré l'hypertrophie des éléments anatomiques, de croire que la rétractilité *seule* a le pouvoir de ramener un utérus à terme aux dimensions de l'état de vacuité. Pour nous, quand la matrice est complétement vide après l'accouchement, la rétractilité a produit à peu près la diminution du volume dont elle peut être la cause, et c'est alors, par un travail *inverse* à celui en vertu duquel des éléments anatomiques homogènes, mais nouveaux, avaient été apportés, que s'opère, dans l'utérus, une atrophie véritable dont le but est de le ramener à ses dimensions de repos. S'il en était autrement, comment n'a-t-on pas vu qu'on arrivait à être forcé d'attribuer le développement utérin, pendant la grossesse, à une simple distension? Cela est d'autant plus vrai qu'on a précisément confondu la rétractilité avec l'élasticité, question d'identité, nous ne craignons pas de le dire, qui a grandement besoin d'être approfondie avant d'être tranchée aussi sommairement.

Les maladies sérieuses des accouchées enrayent constamment ce travail de résorption des éléments anatomiques; aussi voit-on, dans toutes les affections puerpérales graves, l'utérus garder le volume qu'il possédait au début de l'état morbide et ne commencer à diminuer de nouveau qu'au moment où, la guérison survenant, l'économie, remise de ses troubles, permet à ce travail physiologique de reprendre son cours.

La *rétractilité* de l'utérus est-elle une propriété vitale ou seulement l'une des deux dépendances de l'*élasticité*, l'autre étant l'*extensibilité*?

Au point de vue général des propriétés de tissus, la question ne soulève point de doutes un seul instant, la *rétracti-*

lité ou la *contractilité de tissu* est l'un des deux éléments de l'*élasticité;* mais au point de vue particulier de l'utérus gravide, si pour quelques auteurs, cette question a semblé des plus simples et ne devant même donner lieu à aucune discussion, si la *rétractilité* a été considérée par eux comme une véritable *élasticité*, d'autres accoucheurs, au contraire, ont, à dessein, confondu la *rétractilité* et la *contractilité organique* qu'ils regardent comme deux nuances ou deux formes de la même propriété. Les deux opinions, comme on le voit, sont représentées dans la science, car faire dériver la *rétractilité* de l'*élasticité*, c'est ramener la première à une condition purement physique; confondre la *contractilité* et la *rétractilité*, c'est admettre cette dernière parmi les propriétés vitales.

Quand on étudie sévèrement la nature de la rétractilité par ses manifestations et les perturbations qu'elle présente dans l'utérus, on est moins prompt à prendre un parti et, nous l'avouons, on rencontre des difficultés pour la ranger à sa véritable place.

En observant la rétractilité, en la voyant n'entrer en action qu'au moment même où la déplétion de la matrice commence, en constatant l'absence ou la diminution d'exercice de cette propriété après une distension considérable, on est naturellement porté à classer le retrait de l'utérus dans les conséquences purement passives de l'élasticité des fibres; mais la solidarité *ordinaire* entre le plus ou moins d'énergie de la contraction et de la rétraction de l'utérus, la possibilité de réveiller par des excitants généraux ou spéciaux, la rétractilité faible ou nulle, autorisent à supposer qu'il ne s'agit pas là d'un effet simplement mécanique. Il n'est cependant pas permis de croire, comme on l'a fait, à l'identité complète de nature entre la *contractilité* et la *rétractilité* et de ne voir en elles que deux formes d'une propriété unique ; car, outre qu'il y a pour la pratique des avantages incontestables à séparer leur étude, quelques faits pathologiques démontrent visiblement entre elles une différence assez grande. Ainsi, dans certains accouchements dont la durée s'est prolongée beaucoup et dans lesquels les secours de l'art n'ont point été donnés en temps utile, on a l'occasion d'observer l'épuisement à peu près complet de la contractilité, alors que la rétractilité se manifeste avec une puissance extraordinaire. Nous n'ignorons pas l'interprétation spécieuse invoquée à l'égard de ces faits ; on dit que si l'utérus est, dans ces cas, si fortement appliqué sur le fœtus, c'est en vertu d'une contraction devenue pathologiquement permanente et non pas par suite d'une rétraction portée à un degré excessif; mais cette explication n'est point acceptable, parce que, dans ces mêmes cas où la rétraction se montre si énergiquement, la contraction n'apparaît qu'à des intervalles éloignés et avec une extrême faiblesse, en un mot, la contraction est à peu près épuisée, la rétraction est exaltée jusqu'au spasme.

On le voit, cette question de la véritable nature de la rétractilité ne nous paraît pas facile à résoudre et cependant tous les auteurs modernes l'ont tranchée, chacun dans son sens, ne songeant pas même à la discuter. Notre opinion nous porterait plutôt à admettre la rétractilité parmi les propriétés vitales, par conséquent distinctes de l'élasticité ; mais il convient, selon nous, de la séparer aussi d'avec la contractilité organique, d'abord parce qu'il est permis de concevoir des doutes légitimes sur l'identité de leur principe, et puis parce qu'il est certainement avantageux de maintenir dans leur étude une distinction qui facilite l'examen des conséquences particulières à chacune d'elles.

IRRITABILITÉ. Cette propriété générale des tissus a été peu étudiée dans l'utérus ; confondue avec la contractilité organique dont l'observation l'isole pourtant avec facilité, elle a été à peine l'objet d'une mention dans les traités modernes.

Nous comprenons sous le nom d'*irritabilité* de l'utérus, cette propriété sous l'influence de laquelle le tissu, dans les mêmes conditions de développement, excité par les mêmes causes, a plus ou moins de tendance et de promptitude à produire les actions dépendant du nombre et de la nature des éléments anatomiques dont il est constitué.

Ainsi, pour rendre cette définition plus évidente, si nous considérons, par hypothèse, deux femmes enceintes, aussi absolument dans les mêmes conditions que cela est possible, chez l'une, telle stimulation générale ou locale mettra immédiatement en jeu les propriétés de tissus de la matrice ; chez l'autre, la même stimulation laissera l'utérus complétement inerte. L'irritabilité sera donc plus vive chez la première.

La grossesse dévoloppe très-inégalement cette propriété chez les diverses femmes, il est des sujets dont l'irritabitité utérine est portée à un si haut degré que les excitations les plus légères suffisent pour faire entrer en action les fibres musculaires de la matrice. Chez quelques femmes, l'irritabilité est même tellement excessive que l'œuf dont la présence, est chez le grand nombre, tolérée jusqu'au terme de la grossesse en raison d'une sorte d'affinité nécessaire entre lui et la cavité de l'utérus, l'œuf, longtemps avant sa maturité, devient le stimulant de cette extrême irritabilité, et la gestation se trouve menacée de finir par un avortement. L'œuf mort, ou l'une de ses parties restées dans la cavité de l'utérus, provoque plus ou moins rapidement la contractilité selon l'irritabilité de l'organe gestateur. Il est des femmes, au contraire, dont l'irritabilité utérine est comme obtuse, et les excitations les plus violentes suffisent à peine, chez elles, pour déterminer l'apparition des autres propriétés de tissu.

L'introduction de la main, des instruments, les excitations de toute nature produites sur le col déterminent, chez les différentes femmes, des résultats essentiellement divers selon le degré naturel ou l'exaltation de l'irritabilité utérine. La pratique met en lumière toutes ces différences et l'intervention des procédés de l'art vient confirmer encore l'existence des nuances nombreuses de cette propriété.

Sensibilité. La sensibilité de la matrice semble prendre un certain accroissement pendant la grossesse, mais on a beaucoup exagéré la valeur des preuves de cette augmentation.

La douleur produite par le passage du fœtus et l'introduction des instruments, par celle de la main de l'accoucheur, invoquée pour démontrer cette exagération de sensibilité, ne prouve absolument rien, car il y a impossibilité de savoir si cette douleur doit être rapportée uniquement à l'utérus ou aux autres organes dont la sensibilité n'est pas contestable. La douleur qui se lie à la contraction utérine dans les premiers temps du travail et après l'accouchement, est une preuve meilleure de l'accroissement de la sensibilité sans être pourtant à l'abri de toute contestation.

Les mouvements du fœtus perçus par la mère ne prouvent pas davantage l'exagération de la sensibilité utérine, à moins qu'on ne puisse affirmer qu'ils ne sont pas perçus par la paroi abdominale ; la faiblesse de ces mouvements dans les cas d'ascite chez la femme, n'a pas plus de valeur. Quel accoucheur n'a pratiqué des incisions sur l'orifice utérin pendant l'accouchement? Cette petite opération qu'on a décorée du grand nom d'*hystérotomie vaginale* s'accompagne généralement à peine de douleurs, et elle est des plus probantes dans la question, en ce sens, qu'aucune autre partie que l'utérus n'est intéressée, ni même froissée, à cause du petit volume de l'instrument avec lequel on l'exécute.

Certaines femmes, cependant, paraissent sentir plus clairement les attouchements exercés sur le col pendant la grossesse ; chez les multipares surtout où le doigt, dans les derniers mois, pénètre jusqu'à l'orifice interne, nous croyons avoir constaté une sensibilité un peu plus marquée ; mais tout cela n'est pas très-frappant, et si l'on a signalé la sensibilité de l'utérus comme fort accrue par la grossesse, c'est qu'on l'avait confondue avec l'irritabilité de l'organe.

ÉLASTICITÉ. D'une part, la séparation établie par nous entre la *contractilité* et la *rétractilité* ; d'autre part, la distinction entre la *rétractilité* et l'*élasticité* nous impose l'obligation de nous occuper de cette dernière et indiquer ses principales modifications sous l'influence de la grossesse. D'ailleurs, même en faisant de la *rétractilité* et de l'*extensibilité* utérines deux propriétés physiques dont la résultante constituerait l'*élasticité*, il conviendrait encore de faire une description particulière des caractères de cette dernière propriété du tissu utérin, tant elle a d'intérêt par son exagération considérable, au terme de la grossesse, et aussi par les conséquences pratiques qui doivent en être déduites plus tard.

Attribut essentiellement physique, l'élasticité a déjà été comprise dans l'étude des autres changements généraux de l'utérus. Comme toutes les propriétés physiques ou vitales des tissus de la matrice, elle préexiste à la gestation. Nous l'avons dit et ne cesserons de le répéter : *la grossesse ne crée aucune propriété nouvelle.* L'élasticité suit la marche générale, elle s'accroît beaucoup à mesure que le temps de l'accouchement s'approche ; mais jamais, à l'état physiologique, elle ne dégénère en flaccidité, excepté dans la région du col.

Exercée plus ou moins selon le développement de l'œuf, presque jamais, dans la grossesse ordinaire, cette propriété n'est portée jusqu'à ses dernières limites, elle reste le plus communément en deçà ; d'où il suit, remarque importante, que, même développée par l'œuf intact et à terme, la cavité utérine pourrait néanmoins admettre des corps étrangers d'un certain volume, grâce à la somme d'élasticité dont le tissu utérin dispose encore. Cependant il est des conditions pathologiques ou accidentelles dans lesquelles l'élasticité dépasse de beaucoup ses limites normales, et presque toujours alors, elle semble perdre la plus grande partie de son action.

Enfin, c'est par la combinaison de plusieurs des propriétés de tissu avec l'élasticité qu'on voit, parfois, la matrice se mouler, pour ainsi dire, sur la forme des corps contenus dans sa cavité et permettre à l'accoucheur de prendre de ces corps des idées générales de forme, de volume et de consistance dont la pratique démontre chaque jour l'utilité pour le diagnostic, le pronostic et le traitement appliqués aux femmes enceintes, accouchées ou malades.

En terminant, nous nous contenterons de signaler l'existence de la propriété désignée sous le nom de *contractilité organique insensible* qui préside à la nutrition de l'organe. L'hypertrophie des éléments anatomiques démontre qu'elle doit participer à la suractivité générale.

Tel est l'ensemble des notions principales relatives aux modifications des propriétés du tissu utérin pendant la grossesse.

Nous ferons remarquer combien nous nous sommes efforcés de rester dans des termes généraux quant aux applications spéciales de toutes ces propriétés à l'art des acccouchements. Faire complétement connaître ces applications à propos des caractères de la *contractilité, rétractilité*, etc., nous eût paru prématuré; faire voir, dès à présent, comment sont influencés, par leurs manifestations, la grossesse, l'accouchement et l'état puerpéral, alors que toutes ces périodes de la reproduction sont supposées inconnues du lecteur, nous a toujours semblé une méthode fautive et de nature à nuire à la clarté générale. Mais bientôt, toutes ces connaissances et les détails complets relatifs à leurs applications incessantes, nous les retrouverons dans l'examen des principaux actes fonctionnels de la reproduction, elles serviront alors à l'intelligence et à l'étude de ces actes, rendus ainsi plus clairs et plus faciles à comprendre.

7° DES CHANGEMENTS DANS LES FONCTIONS DE L'UTÉRUS ET DES MODIFICATIONS ORGANIQUES ET FONCTIONNELLES DES OVAIRES, DES TROMPES ET DES LIGAMENTS UTÉRINS, SOUS L'INFLUENCE DE LA GROSSESSE.

Nous réunirons les changements fonctionnels de l'utérus à ceux des autres parties de l'appareil génital, parce qu'ainsi que nous l'avons dit à propos de la menstruation, les fonctons de la plupart de ces organes se trouvant sous la dépendance les uns des autres, il eût été peu rationnel d'en décrire séparément les modifications.

L'utérus est le siége d'une congestion mensuelle dont le dernier terme est l'hémorrhagie; chez la femme non enceinte, c'est là sa seule fonction: or, le principe de cette unique fonction utérine, en dehors de la grossesse, réside tout entier dans l'ovaire et ce seul acte fonctionnel spécial, révélant l'existence de la matrice en vacuité, est une manifestation dont la source est tout entière dans le travail ovarien, c'est-à-dire dans l'évolution, la maturation, la déhiscence de la vésicule de Graaf et la chute de l'ovule.

Dès que la fécondation est opérée, le travail mensuel de l'ovaire se trouve ordinairement suspendu, ou au moins dirigé dans un autre sens ; il consiste alors, non plus en l'accroissement des vésicules ovariennes et la préparation de l'ovule à son détachement prochain ; mais son but est la cicatrisation de la vésicule déchirée d'où s'est échappé l'œuf, et l'hypertrophie de l'ovaire lui-même: en un mot, l'ovaire va participer d'une manière éloignée au développement général, et ses fonctions, ainsi que leur retentissement sur l'utérus, demeureront suspendues pendant tout le temps de la grossesse. La menstruation, manifestation ordinaire sinon absolue du travail ovarien, cesse donc généralement dès que la gestation existe ; et les ovaires, jusque-là vrais centres d'activité de l'appareil génital, vont céder la prééminence à la matrice pendant tout le cours de la gestation : c'est donc seulement pendant les neuf mois qui suivent la fécondation qu'on peut considérer les ovaires comme de simples annexes de l'utérus. Le phénomène commun, ordinaire, vulgairement connu, est par conséquent celui-ci : *la menstruation disparaît quand la femme est enceinte,* pour ne se montrer de nouveau qu'un certain temps après l'accouchement ou l'allaitement. Les gens du monde et les médecins eux-mêmes se laissent aller à considérer comme très-nombreuses les exceptions à cette loi qui régit la fonction spéciale de la matrice ; c'est là, nous y insistons beaucoup et nous y reviendrons à propos du diagnostic, une erreur des plus regrettables qui entraîne à en commettre beaucoup d'autres. *Les femmes dont les règles se montrent pendant toute la durée de la grossesse, égales en en* QUANTITÉ, QUALITÉ *et en* RÉGULARITÉ *à ce qu'elles sont, hors l'état de gestation sont des exceptions extrêmement rares.* Mais des médecins, fort instruits d'ailleurs, y sont encore trompés chaque jour, rien n'est plus commun que les hémorrhagies utérines, principalement pendant les premiers mois après la fécondation, et tout écoulement modéré de sang survenant par les organes génitaux est appelé du nom de *règles* et passe pour tel, souvent aux yeux du médecin comme à ceux de la femme.

Il ne faut pas nier absolument, sans doute, la possibilité d'une véritable menstruation se montrant exceptionnellement dans les premiers mois, les modifications utérines n'y mettent point nécessairement obstacle, et la totalité de l'ovaire qui n'a pas fourni l'œuf, ainsi qu'une partie de celui dont l'ovule s'est détaché peuvent, ainsi que la trompe, fonctionner encore pendant un certain temps : cela n'est ni physiquement, ni physiologiquement impossible. Dans les derniers mois, sans ovulation préalable, un écoulement sanguin mensuel peut se montrer sous la double influence de l'habitude et de la périodicité. Mais si l'on n'accepte comme des *règles* véritables que les écoulements de sang symptomatiques du travail ovarien, et si le siége de l'hémorrhagie doit être la muqueuse utérine, passé quatre mois le sang ne proviendra certes pas de la cavité du corps de la matrice complétement envahie par le volume de l'œuf, car alors le décollement des membranes produirait des phénomènes d'avortement ; et d'ailleurs ce sang vînt-il, à cette époque ou plus tard, de la cavité du col ou de la surface du col lui-même, comme on l'a dit, l'hémorrhagie constituerait-elle alors une *vraie* menstruation ou conviendrait-il de la ranger parmi les accidents de la grossesse ? Ce qu'il y a de certain, c'est que la fonction mensuelle de l'ovaire, la ponte spontanée ou sollicitée cesse, dans l'immense majorité des cas, pendant toute la durée de la gestation ; et, en effet, puisque ce travail s'accompagne normalement de la menstruation dont il est la cause, et puisque la menstruation est suspendue, à part de très-rares exceptions, chez les femmes enceintes, nous sommes autorisés à penser que l'ovulation spontanée se suspend généralement pendant l'existence de la grossesse; mais nous n'oserions affirmer cependant qu'elle ne puisse jamais se produire, dans les premiers temps surtout : ce serait aller trop loin. Ceci se rattache à la grande question de la *superfétation* dont nous aurons à traiter par la suite.

La seule conclusion véritablement en rapport avec les résultats de milliers d'observations est donc celle-ci : la grossesse suspend la fonction spéciale de la matrice en vacuité, la menstruation, parce qu'elle suspend les fonctions ovariennes d'où elle dérive. Les vraies exceptions à cette loi sont des plus rares, les exceptions apparentes sont très communes, les exceptions véritables ne sont cependant pas impossibles.

Nous n'insisterons pas davantage ici sur ces modifications des fonctions utérines, nous y reviendrons à propos du diagnostic.

L'hypertrophie signalée dans les ovaires n'amène jamais ces organes à une augmentation de volume proportionnel à celle de la matrice, et bien que grossis assez notablement, ils paraissent, à la fin de la grossesse, plutôt diminués par la comparaison de leurs petites dimensions avec celle de l'utérus à terme.

Le corps jaune formé, comme on l'a vu, par l'hypertrophie de la membrane interne de la vésicule de Graaf, paraît participer pendant un certain temps à l'accroissement général. Il prend, pendant la grossesse, des proportions qu'il n'atteint pas quand la durée de son évolution est limitée par l'intervalle de deux menstruations; mais son augmentation de volume ne survient pas uniquement sous l'influence des causes du développement utérin, car après avoir grossi considérablement pendant les trois premiers mois, il diminue progressivement et présente, à terme, des dimensions plus petites qu'au début.

Le corps jaune mesuré exactement aux différentes époques offre durant la gestation les diamètres suivants (Coste) :

	Grand diamètre.	Petit diamètre.
Du 25e au 30e jour.	18 millimètres.	13 millimètres.
40e jour.	24	16
Dans le 2e mois.	24	15
3e mois.	25	18
4e mois.	15	15
5e mois.	15	15
5e mois.	13	13
6e mois.	12	12
7e mois.	10	6
9e mois.	15	10

Les trompes de Fallope, les ligaments ronds et les autres ligaments utérins prennent part aussi aux changements généraux, mais faiblement; leur structure se modifie, la trompe et le ligament rond prennent une coloration plus rouge et l'on peut suivre à travers le péritoine, sur leur longueur, des fibres musculaires utérines qui se prolongent plus ou moins loin. Les ligaments ronds en particulier, fait déjà signalé par M. Velpeau, vérifié par d'autres auteurs et que nous avons observé nous-mêmes, acquièrent une structure véritablement musculaire, deviennent susceptibles de se contracter. Les ligaments larges, vésico-utérins et recto-utérins deviennent souvent plus épais, reçoivent aussi des fibres musculaires utérines, mais n'augmentent guère de dimensions, seulement ils paraissent toujours beaucoup plus petits, en raison de l'énorme volume de l'organe auquel ils sont attachés.

MODIFICATIONS DES MAMELLES. Véritables annexes de l'appareil génital chez la femme, destinées à accomplir l'acte terminal de la reproduction, chargées de conserver les derniers liens entre la mère et le nouvel être jusqu'au moment où celui-ci jouira d'une existence véritablement indépendante, les mamelles devaient s'associer pendant la grossesse aux préparations générales.

Les fonctions des glandes mammaires enchaînées à celles de l'ovaire et de l'utérus par des sympathies, aussi bien constatées dans leurs effets qu'inconnues en leur origine, ne pouvaient pas manquer de ressentir les effets du surcroît d'activité survenu dans l'ensemble des organes sexuels. Mais ces fonctions mammaires nulles, ou au moins le plus souvent à l'état de puissance, chez la femme qui n'a pas conçu, avaient besoin, pour assurer leur exercice complet et régulier, de modifications dans les organes destinés à les remplir; or, les changements qui transforment les mamelles inactives en des glandes d'une sécrétion très-abondante ne survenant qu'avec une certaine lenteur, les mamelles devaient se modifier dans leur structure longtemps avant l'époque fixée pour le commencement de leurs fonctions.

Aussi, pendant le cours de la grossesse, voit-on, suivant M. Ch. Robin, une corrélation s'établir entre le développement des éléments anatomiques de l'utérus et les culs de sac glandulaires de la mamelle. Ces derniers, atrophiés en partie hors l'état de gestation, deviennent visibles et sont tapissés de leur épithélium pendant que les fibres-cellules de la matrice augmentent de volume. Quand la sécrétion du lait devient active, et elle l'est parfois longtemps avant l'accouchement, l'épithélium nucléaire, qui tapissait auparavant les culs de sac, disparaît et il s'en reforme d'autres lorsque la sécrétion vient à cesser.

Ces modifications dans la structure s'accompagnent d'une série d'autres phénomènes, extérieurs pour la plupart, dont la majorité est appréciable par l'observation directe et dont les autres sont perçus seulement par la femme elle-même, mais offrant tous un tel intérêt dans la pratique de l'art qu'on ne s'étonnera pas des minutieux détails qu'ils vont nécessiter.

Congestion et ses conséquences; hypertrophie générale; vergetures; coloration, agrandissement, contractilité et projection de l'aréole; participation du mamelon à quelques-uns de ces changements; développement des tubercules papillaires; apparition de l'aréole secondaire, mouchetée, tachetée ou pommelée; sécrétion du colostrum et du lait. Telle est l'énumération des phénomènes nouveaux présentés par les mamelles sous l'influence de la grossesse.

Congestion. Hypertrophie. Les sympathies entre les mamelles de la femme et son appareil sexuel deviennent évidentes chez quelques sujets, même pendant l'état de vacuité, et se traduisent ordinairement alors, soit aux approches de l'ovulation spontanée, soit au moment même des règles, par un médiocre degré de congestion; les seins deviennent légèrement douloureux et se gonflent faiblement, le contact des vêtements est mal supporté, il y a quelquefois un peu d'irradiation vers les ganglions axillaires, et cet endolorissement est soulagé quand la mamelle vient à être artificiellement soutenue, surtout chez les femmes qui, dès l'enfance, ont pris l'habitude de ce soutien.

Tous ces légers symptômes de congestion se montrent aussi, mais beaucoup plus communément dans les commencements de la grossesse ; on les observe, soit très-peu de jours après la fécondation, soit, plus ordinairement, après la première suppression menstruelle. Il est néanmoins un bon nombre de femmes chez lesquelles tous ces phénomènes manquent absolument ou sont si fugaces et si peu marqués qu'ils passent, pour elles, complétement inaperçus. La majorité des femmes cependant les éprouve et beaucoup d'entre elles accusent une sensation de picotements et de gêne douloureuse, après les premières semaines qui suivent la conception ; bientôt le gonflement apparaît, puis se prononce davantage, les seins se développent à mesure que la grossesse avance et chez quelques-unes, celles surtout dont la constitution est bonne, la grossesse exempte de troubles fonctionnels et le développement général du corps inachevé, les régions circonvoisines s'associent, pour une faible part, à ce mouvement de suractivité ; les épaules, la région cervicale prennent des contours plus arrondis, plus moelleux, plus prononcés, et avec de l'habitude on arrive même, par l'examen de l'aspect particulier de ces parties, à tirer quelques indices pour le diagnostic.

Chez certains sujets, l'état congestif et l'hypertrophie des mamelles sont portés à un haut degré par la grossesse. A une augmentation de volume considérable se joint l'apparition ou le gonflement de nombreuses veines sous-cutanées qui se détachent, par leur coloration et leur relief, sur le fond blanc et uni des téguments mammaires ; et parfois le développement général des deux organes est porté si loin qu'il se produit dans l'enveloppe tégumentaire des mamelles de véritables éraillures, résultant d'une distension forcée, tout à fait analogues aux *vergetures* dont nous parlerons bientôt à propos des parois abdominales et laissant après elles, comme ces dernières, des cicatrices indélébiles.

Chez d'autres sujets, au contraire, c'est à peine si, vers la fin de la gestation, les mamelles paraissent se ressentir du nouvel état de l'appareil génital. Le plus souvent, il est vrai, chez ces individus, les glandes mammaires de petites dimensions resteront impropres à remplir convenablement les fonctions qui leur sont dévolues ; pourtant, on observe, par exception, des jeunes femmes dont les seins, presque inertes pendant la grossesse, reçoivent de l'accouchement une stimulation assez vive pour fournir une sécrétion, sinon abondante et riche, au moins à peu près suffisante aux besoins de l'enfant.

ARÉOLE (*coloration, agrandissement, contractilité et projection*). MAMELON. TUBERCULES PAPILLAIRES.

D'une teinte rose chez les nullipares, d'une couleur plus ou moins bistrée chez les femmes déjà mères, l'*aréole* est le plus souvent modifiée dans sa coloration par l'existence de la grossesse.

Chez quelques sujets blonds et à téguments pâles, elle devient simplement jaunâtre, demeure ainsi pendant toute la durée de la gestation et de l'allaitement, perd ensuite un peu de cette couleur, mais sans reprendre presque jamais son aspect primitif.

Chez les femmes brunes ou à cheveux châtains, chez toutes celles dont la peau est naturellement colorée, même primipares, l'aréole, d'un ton déjà plus foncé avant toute grossesse, se teint d'abord en bistre clair, puis devient brunâtre et quelquefois d'un brun à peu près noir.

Nous avons eu l'occasion d'examiner plusieurs jeunes négresses pendant la gestation ; l'aréole subit, chez ces femmes, des modifications de couleur non moins appantes. Les négresses d'un type pur ont, à la fin de la grossesse, le disque aréolaire d'un aspect lisse, luisant, d'un noir éclatant, si l'on peut dire ainsi, et tranchant encore sur la coloration totale de la mamelle et du tégument général.

Les femmes qui ont eu des enfants déjà conservent perpétuellement, avons-nous dit (1re *partie, page* 248), l'aréole brune, mais le brun se fonce davantage pendant une nouvelle grossesse.

Ces modifications de la coloration du cercle aréolaire sont la règle générale; il existe, il est vrai, des exceptions qui ne sont cependant pas communes à la fin du neuvième mois, mais elles sont beaucoup plus fréquentes dans les premiers temps, car très-souvent l'aréole du sein ne se montre avec une coloration brune bien décidée que vers le dernier tiers de la gestation.

D'ailleurs, ce changement de couleur, quelque marqué qu'il soit au moment de l'accouchement, est toujours survenu avec gradation, au moins dans les sept à huit premiers mois après lesquels il est, le plus communément, complet; et, comme il débute assez fréquemment d'une manière faible en même temps que les phénomènes de congestion et d'hypertrophie décrits déjà, il peut ainsi devenir un signe dont nous aurons à apprécier la véritable valeur dans les applications à la pratique de l'art.

L'étendue du cercle aréolaire augmente ordinairement à mesure que sa teinte se modifie; réduite dans l'état naturel, chez la nullipare, à la dimension d'une pièce d'un franc, quelquefois moins, conservant chez la multipare non enceinte jusqu'à trois à quatre centimètres de diamètre, cette étendue de l'aréole atteint sur certaines mamelles une grandeur presque double, on en voit même qui couvrent, à peu de chose près, tout l'hémisphère supérieur de l'organe, et cet *agrandissement* considérable s'accompagne, parfois, d'une grande irrégularité dans la périphérie; l'aréole envoie des prolongements colorés comme elle, principalement du côté de la région axillaire. Ces faits sont rares.

Bien que d'une structure différente des téguments de la mamelle elle-même, l'aréole chez les nullipares (car chez les multipares ce que nous allons dire n'est pas toujours vrai) ne possède aucune *contractilité* manifeste, le mamelon seul, chez toutes les femmes, s'érige par les excitations. Il n'en est plus ainsi chez beaucoup de sujets, même primipares, pendant la grossesse; le cercle aréolaire est souvent doué d'une contractilité très-sensible, et l'action du froid est suffisante pour la démontrer; il est des femmes chez lesquelles, au moment où elles découvrent les mamelles, l'aréole se crispe, se rétrécit, se resserre vers son centre en se fronçant, exactement comme le scrotum sous l'influence de l'air extérieur, et des rides saillantes et tremblées se dessinent en décrivant une concavité tournée vers le mamelon, de manière à former une série de courbes parallèles à la circonférence externe du disque aréolaire. Toutes les excitations extérieures mettent en jeu cette contractilité de l'aréole.

De plus, si l'on place entre la lumière et l'œil de l'observateur la mamelle d'une femme enceinte, dont le cercle aréolaire est fortement indiqué, de façon à examiner le profil de l'organe, il est facile de s'assurer que l'aréole représente une surface convexe d'une courbure différente de la totalité de la mamelle elle-même. L'aréole semble appartenir à une portion de sphère surajoutée au sein de la femme comme un large verre de montre appliqué sur la courbe générale de l'organe; en un mot, il y a une véritable *projection* de l'aréole.

Le *mamelon* participe à quelques-unes de ces modifications, il partage la coloration aréolaire; mais, comme il est doué de la propriété de s'ériger chez la femme non enceinte, il n'est pas facile de s'assurer dans quelle mesure s'accroît cette érectilité; son augmentation de dimension n'est pas non plus aussi évidente qu'on le dit, même aux approches de l'accouchement.

Irrégulièrement disséminés à la base du mamelon ou sur l'aréole, mais plutôt dans des points rapprochés du centre et plus rarement vers la périphérie, apparaissent les *tubercules papillaires*. Leur volume a pris un accroissement très-notable. Généralement comparables pendant la grossesse à la tête de fortes épingles, nous les avons vus dépasser le volume d'un gros pois chez un petit nombre de sujets. Leur quantité est extrêmement variable, il n'en existe quelquefois qu'un ou deux sur chaque aréole; dans d'autres cas, on en compte jusqu'à huit ou dix et plus, qui ne sont pas constamment développés tous au même degré (*fig.* 97).

Fig. 97.

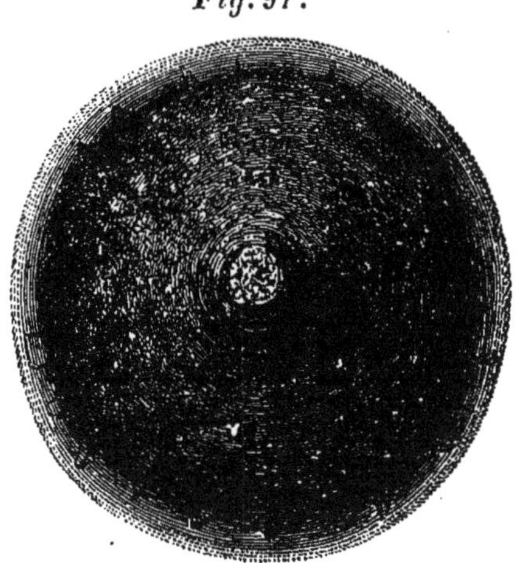

A la circonférence externe du disque aréolaire se montre aussi, pendant la grossesse, le phénomène qu'on a désigné sous les noms divers d'*aréole secondaire, tachetée, mouchetée ou pommelée*. Cette seconde aréole se distingue de l'autre, d'abord par sa position extérieure, puis en ce qu'elle n'est point colorée de la même manière; il semble qu'on ait jeté, sur la circonférence de l'aréole bistrée, des gouttes de liquide qui en ont affaibli la coloration par places à peu près arrondies, en laissant entre elles de minces filets où la couleur brune s'est conservée intacte. L'aréole secondaire est d'une grande régularité sur quelques mamelles; sur d'autres, au contraire, plus étendue dans divers points, ou envahissant une grande partie du sein : elle est tout à fait irrégulière.

Enfin il faut signaler encore la sécrétion de deux liquides différents, le *colostrum* et le *lait*, qui suintent du mamelon spontanément ou sous l'influence de la pression à différentes époques, mais ordinairement vers les derniers mois de la gestation. Ce n'est ici le lieu, ni d'étudier les caractères de chacun de ces liquides, ni d'examiner la valeur des divers signes présentés par la mamelle ; cette étude sera faite plus à propos quand il sera question du diagnostic de la grossesse et plus tard de la lactation et de l'allaitement.

Nous ferons remarquer, pour terminer cet aperçu des modifications des mamelles, que si la constitution générale de la femme enceinte influe nécessairement sur l'intensité plus ou moins grande de ces phénomènes mammaires pendant la grossesse, cette influence n'est peut-être pas toujours aussi considérable qu'on le supposerait. Le volume total de la mamelle, avant la fécondation, n'est pas non plus une raison absolument certaine de la participation hâtive et prononcée de l'organe aux préparations générales de l'appareil reproducteur, c'est plutôt la *qualité* de la mamelle, c'est aussi la grosseur de la glande mammaire qui décide de son degré d'aptitude aux modifications principales et, chose singulière, l'observation a démontré que la forme de l'organe n'était pas absolument sans influence sur sa fonction future. A part la coloration, et d'autres signes n'ayant aucun rapport avec la forme, de toutes, les mamelles hémisphériques offriront les modifications les plus grandes quant à la congestion, à l'hypertrophie et la sécrétion ; les mamelles piriformes occuperont le second rang, et les mamelles plates le dernier de tous. On pressent les inductions pratiques à tirer de ces observations.

MODIFICATIONS ORGANIQUES ET FONCTIONNELLES DANS LES APPAREILS ÉTRANGERS A LA REPRODUCTION.

Les modifications organiques ou fonctionnelles survenues, pendant le cours de la grossesse, dans les appareils étrangers à la reproduction se traduisent ordinairement sous la forme de troubles plus ou moins sérieux dans les diverses fonctions de l'économie, troubles renfermés, pour le plus grand nombre des cas, dans des limites compatibles avec un état de santé à peu près normal. Mais si, par une exception trop commune, ces perturbations fonctionnelles arrivent à dépasser leur degré habituel, elles peuvent constituer alors des maladies dont quelques-unes sont des plus dangereuses. Ce sont là les véritables *maladies de la grossesse* qu'il ne faut pas confondre avec les *maladies pendant la grossesse*, ces dernières se rattachant à la gestation, seulement par le fait de leur apparition dans la période de temps qui s'écoule entre la fécondation et l'accouchement.

Les modifications exagérées au point de constituer de véritables états morbides appartiennent à la pathologie obstétricale; les troubles légers ordinaires, nous allions dire physiologiques, de la grossesse trouveront seuls ici leur description complète. Nous les divisons en deux classes : 1° *modifications par voisinage ou physiques ;* 2° *par sympathies* ou *vitales.*

1° *Modifications par voisinage ou physiques.* Les changements éprouvés par les organes voisins de l'appareil reproducteur sont dus, à peu près tous, à la compression exercée par l'utérus développé, car l'activité circulatoire dont les organes de la génération deviennent le siége s'étend un peu aux parties voisines, il est vrai, et même à celles qui sont plus éloignées; mais ces troubles légers, en apparence tout à fait en dehors de la sphère d'action de la matrice, et dont l'explication nous échappe absolument, nous sommes forcés de les accepter, presque tous, comme des manifestations *sympathiques*, et de faire appel, pour dissimuler notre ignorance, à des liens mystérieux entre l'appareil génital de la femme et les autres portions de son organisme. Autant il est facile d'établir la liaison entre l'effet et la cause des modifications imprimées aux autres organes par le voisinage de l'utérus gravide, autant nous devons être pénétrés de notre insuffisance à expliquer les résultats *sympathiques* des phénomènes de la grossesse sur presque toutes les autres fonctions.

La *vessie*, par la position qu'elle occupe dans le bassin, est exposée à éprouver rapidement les effets de la compression causée par l'hypertrophie de l'utérus; aussi, à mesure que la matrice se développe, les fonctions de la vessie sont-elles de plus en plus gênées, l'organe peut à peine contenir une petite quantité de liquide vers la fin de la grossesse, et les femmes sont tourmentées par des besoins très-fréquents d'uriner qu'elles ne satisfont parfois qu'avec un peu de douleur. Chez quelques-unes même, la miction devient impossible. Les conséquences de cette compression seraient encore beaucoup plus souvent fâcheuses, si les liens entre la vessie et la matrice ne forçaient la première à remonter dès que la seconde s'élève et réciproquement, et si d'ailleurs le réservoir de l'urine, en se remplissant, ne trouvait, au-dessus de la symphise des pubis, la paroi abdominale souple et disposée à se laisser distendre. Mais l'élévation de la vessie entraîne nécessairement celle du canal de l'urètre qui se redresse verticalement et se trouve ainsi, dans sa partie supérieure surtout, plus ou moins comprimé et aplati contre la face postérieure de la symphise. Aussi toute la région inférieure de ce canal, et parfois sa totalité, sont-elles assez fréquemment tuméfiées, de telle sorte qu'on constate à l'entrée de la paroi supérieure du vagin, chez certains sujets, à partir des derniers mois, une tumeur de la grosseur du pouce, ou à peu près, résultant de l'engorgement du canal et des tissus qui l'entourent.

Nous avons constaté plusieurs fois, comme MM. Velpeau et Cazeaux, l'existence d'une cystocèle vaginale survenue dans le cours de la grossesse. Ces faits rares sont évidemment une conséquence anormale de la compression et doivent être rangés dans les cas pathologiques.

Le *rectum*, placé dans une situation inverse à celle de la vessie, est disposé un peu moins favorablement qu'elle pour supporter la compression de l'utérus développé. Se déviant de bonne heure du côté droit, chez la grande majorité des femmes enceintes, la matrice, par sa face postérieure, ne comprime le rectum qu'autant qu'elle remplit l'excavation et n'a pas dépassé le détroit supérieur; le fond, une fois au-dessus de l'angle sacro-vertébral, s'incline à droite, et le rectum n'est plus alors comprimé que par le col, jusqu'au moment où le segment inférieur de la matrice, coiffant le plus souvent la tête du fœtus, forme une tumeur dont les dimensions égalent celles de l'excavation pelvienne. Pendant les dernières semaines de la gestation, quand l'engagement de la tête fœtale dans le petit bassin s'est effectuée longtemps avant le commencement du travail, ce qui est très-commun, la terminaison de l'intestin ne semble pas pouvoir échapper à une compression incompatible avec des fonctions régulières. Il est positif que durant toute la grossesse la constipation est l'état habituel des femmes ; l'intestin ne souffre cependant pas autant de la compression qu'on le supposerait en raison des considérations précédentes ; la saillie de l'angle sacro-vertébral, la concavité prononcée du sacrum chez la femme, la direction générale de l'axe de l'utérus et sa déviation latérale droite tendent à soustraire le rectum à une pression qui, au premier abord, paraît inévitable. Nous n'insistons pas sur cette démonstration dont l'exposé complet se trouve dans les remarques générales présentées à propos des rapports de l'utérus gravide (*page* 410). Toutes ces raisons, dont l'ensemble combat assez puissamment l'idée d'une compression excessive supportée par le rectum, au moins pendant une certaine partie de la gestation, ont fait regarder la constipation des femmes enceintes comme un effet bien plutôt sympathique que mécanique. Il n'est pas impossible que ces deux ordres de causes agissent à la fois pour amener l'inertie de l'intestin.

Quoi qu'il en soit, la constipation existe chez les femmes grosses, et cet accident a été plus d'une fois l'occasion d'erreurs grossières de diagnostic dont il importe d'être prévenu. Les matières stercorales, retenues dans le rectum, s'endurcissent, et en touchant les femmes par le vagin, on constate à travers la paroi recto-vaginale l'existence d'une grosse tumeur bosselée se prolongeant au delà du point qu'on peut atteindre. Il suffit d'être prévenu de la nature de cette tumeur pour ne pas la confondre, comme nous l'avons vu faire très-souvent de la part des élèves, et quelquefois par des médecins, avec une production pathologique développée dans la paroi recto-vaginale ou sur la face antérieure du sacrum.

Les *intestins* refoulés à gauche et en haut, l'*estomac* pressé par sa partie inférieure quand la matrice atteint la région épigastrique, le *foie* même si les parois abdominales sont résistantes et opposent un grand obstacle à l'expansion de l'utérus en avant, tous ces organes subissent mécaniquement une gêne plus ou moins grande, selon des conditions très-variables dépendant du volume de l'utérus, de la capacité abdominale, de la tension, de l'épaisseur des aponévroses, des muscles et du tissu cellulo-graisseux de la paroi du ventre.

Les *reins* sont-ils, comme on le dit, comprimés par la matrice, pendant la grossesse, au point d'éprouver des perturbations profondes dans leur circulation et leur fonction spéciale, et de devenir fréquemment le siége d'une altération pathologique constatable?

De toutes les questions soulevées par l'étude de la gestation, il n'en est certes pas de plus graves. Nous ne nous engagerons pas ici dans les déductions à tirer de sa solution quelle qu'elle soit; si elle était affirmative, elle jetterait peut-être quelque clarté sur l'étiologie de la maladie la plus épouvantable de la grossesse, du travail et de l'état puerpéral (*éclampsie*), mais toute cette discussion appartient à la pathologie obstétricale. Nous voulons seulement rechercher si le voisinage de l'utérus gravide peut, en effet, influer mécaniquement sur les reins et leurs fonctions, en ne nous appuyant que sur des raisons physiques et anatomiques.

Profondément situés dans la région lombaire, de chaque côté de la colonne vertébrale, plongés dans une couche de tissu adipeux, les reins sont attachés fortement dans les points qu'ils occupent, et ce n'est que par suite de causes à action lentes et continues qu'ils sont susceptibles de déplacement. *Le rein droit descend généralement et naturellement un peu plus bas que le gauche*, et chez les femmes, on rencontre cette différence dans la position des deux organes plus fréquente et plus marquée que chez les hommes, à cause de l'usage du corset dont la pression parvient à chasser médiatement le rein droit de l'espèce de loge qu'il occupe à la face inférieure du foie, en agissant sur ce dernier.

Il faut remarquer tout d'abord qu'en raison de la fréquence de l'obliquité latérale droite de la matrice, le rein de l'autre côté n'est pour ainsi dire point en cause, à part les cas exceptionnels où l'utérus s'incline à gauche de la femme, mais alors ce que nous disons du rein droit deviendrait en partie applicable au rein gauche.

Il paraît donc admissible qu'un seul des deux reins doit subir les conséquences de la compression utérine, ou au moins qu'elle ne peut guère être égale des deux côtés. Le rein droit est-il réellement comprimé? En rapport avec le foie, il en est recouvert entièrement chez quelques individus, et, dans ce cas, la compression directe est déjà difficile, bien qu'à la rigueur l'utérus, s'élevant de bas en haut, puisse, en repoussant le foie, porter entièrement sur le rein; mais chez d'autres sujets, et *particulièrement chez les femmes*, le rein droit, refoulé en bas, n'est nullement soustrait à la compression directe : il est vrai que la vésicule biliaire est quelquefois appliquée au-devant de lui, mais ainsi et plus facilement que le foie, elle peut être soulevée par le développement de la matrice. Sans parler des cas trop rares où le rein est directement en rapport avec la paroi abdominale, la compression de l'un de ces organes, du droit ordinairement, est un fait qui nous paraît acceptable. On peut opposer, et nous sommes allés nous-même au-devant de l'objection (*page* 410), que la direction suivie par la matrice dans son élévation graduelle tend à l'éloigner de plus en plus de la région occupée par le rein, cela est vrai ; mais, nous l'avons dit, cet éloignement entre la partie postérieure du tronc et l'utérus est entièrement subordonné à la résistance offerte par la paroi abdominale antérieure ; or l'état pathologique si grave, dont on cherche depuis quelques années à établir la relation avec la compression du rein, se montre principalement chez les primipares, c'est-à-dire, précisément chez les femmes dont les parois abdominales sont, pour la première fois, exposées à la distension d'une grossesse, et qui, par conséquent, y résistent le plus.

La conclusion permise est donc celle-ci : la compression du rein paraît pouvoir être rangée parmi les causes des modifications dans la sécrétion de l'organe.

L'évasement de la région abdominale supérieure et de la base du thorax entraînent pendant la grossesse une extrême déformation par amplitude de ce qu'on nomme vulgairement la *taille* de la femme, et, chez certains sujets, elle ne reprend de longtemps et même jamais, ses dimensions premières. Le refoulement du diaphragme devient la cause d'une difficulté variable dans les fonctions des organes de la respiration. Le cœur lui-même peut être influencé mécaniquement par l'inclinaison latérale gauche de la matrice.

Les *vaisseaux* et les *nerfs* de l'abdomen et du bassin éprouvent, par le fait du développement utérin, des phénomènes de compression à peu près constants, mais aussi très-divers, selon les circonstances énumérées plus haut. Pour les vaisseaux, quand ces compressions sont modérées, elles ne sont la source d'aucune conséquence appréciable, si ce n'est par la production de bruits vasculaires qu'on leur attribue, peut-être à tort, ce que nous examinerons à propos du diagnostic de la grossesse; mais si ces compressions dépassent la limite que les vaisseaux peuvent physiologiquement supporter, elles se traduisent alors en troubles fonctionnels tels que l'œdème, les varices, etc., qui rentrent dans la pathologie.

Les nerfs sont dans les mêmes conditions: tantôt ils échappent à peu près complétement à la compression, tantôt ils en ressentent les effets jusqu'à en témoigner pathologiquement l'influence; ils accusent alors la gêne mécanique qu'ils supportent par leurs symptômes particuliers.

Les *parois abdominales* sont, de toutes les régions voisines de la matrice, celles qui se trouvent le plus fortement influencées physiquement par la grossesse. Se prêtant à une distension énorme, la paroi antérieure de l'abdomen est, on peut le dire, disposée par sa structure à éprouver un développement considérable sans qu'aucune fonction importante soit compromise. Dans les premiers mois de la grossesse, la peau, les muscles et les aponévroses de l'abdomen ne supportent qu'une extension médiocre et s'y prêtent avec facilité; mais plus tard, l'extensibilité, portée à ses dernières limites, n'est plus en mesure d'obéir à la sollicitation incessante de l'expansion utérine, alors des *éraillures* se produisent dans l'épaisseur de tous ces tissus, les mailles en sont écartées et même déchirées, et l'on voit apparaître des *vergetures* plus ou moins nombreuses qui, en signalant l'excès de distension de la paroi abdominale laissent, après l'accouchement, des stigmates indélébiles. Ces *vergetures*, pendant la grossesse et quelque temps après l'expulsion de l'œuf, n'offrent pas à la vue l'aspect qu'elles auront plus tard. Près du terme et pendant les premières semaines qui suivent la délivrance, elles sont assez souvent d'une couleur rouge un peu violet ou brunâtres, elles ressemblent à de petites raies obliquement dirigées, de quelques millimètres de long et un peu moins larges, comparables à des ecchymoses. Très-multipliées d'ordinaire vers les parties latérales et inférieures de l'abdomen, elles atteignent quelquefois la région supérieure et interne des cuisses, et sur les femmes de petite stature, dont les parois abdominales n'ont pas une ampleur suffisante pour fournir l'enveloppe nécessaire à la la matrice à terme, la partie inférieure des fesses en est parfois comme tatouée. Le mont de Vénus n'en présente jamais, bien qu'on l'ait dit, les fortes adhérences des téguments de cette région avec les tissus sous-jacents rend compte de cette exception. Plusieurs semaines après l'accouchement, ces *vergetures* conservent encore ces caractères chez beaucoup de femmes, mais ensuite elles finissent par pâlir peu à peu, se rétrécissent et deviennent d'une couleur blanche nacrée qui tranche constamment sur la coloration ordinaire de la peau et les fait facilement reconnaître.

La distension des parois abdominales est, par exception, portée plus loin encore et amène de véritables éventrations; les aponévroses de l'abdomen qui, à la ligne blanche, ont normalement une très petite largeur se séparent, la peau restant intacte, et la matrice est alors sentie directement à nu sous les téguments.

La *cicatrice ombilicale* est aussi le siége de modifications auxquelles certains accoucheurs attachent une très-grande importance au point de vue du diagnostic. L'ombilic paraît être attiré dans l'abdomen dès les premiers mois de la grossesse, et sa dépression, par conséquent, acquiert une plus grande profondeur. Dans les derniers mois se montre un phénomène inverse : l'ombilic tout entier est repoussé au dehors et la dépression exagérée des premiers temps est remplacée, peu à peu, par une projection extérieure; il dépasse bientôt le niveau de la peau et forme, à la fin de la grossesse, une élévation sur l'abdomen dont la toux et les efforts augmentent visiblement la saillie.

Les effets principaux de la distension des parois abdominales est très-différent suivant les sujets; on rencontre des jeunes femmes d'une constitution moyenne qui, par le fait d'une seule grossesse, ont les téguments de la région sous-ombilicale dans un état de plissement excessif, les vergetures des parties latérales sont innombrables et la paroi du ventre est tout à fait déformée; tous ces désordres s'observent assez souvent chez des femmes devenues mères dans un âge voisin de l'adolescence et avant l'achèvement complet du développement général du corps, mais on les rencontre aussi chez des sujets beaucoup plus âgés. Au contraire, plusieurs grossesses successives, chez certains individus, laissent fort peu de traces sur la paroi abdominale, et nous avons vu quelques femmes accouchées plus de dix fois ayant la région sous-ombilicale moins altérée, moins fatiguée que beaucoup d'autres après une ou deux couches. A part la différence du degré de distension selon le volume de l'œuf, différence propre à paraître expliquer ces nuances, la *qualité*, la souplesse naturelle des tissus est pour quelque chose dans la diversité très-grande des déformations abdominales par le développement de la matrice.

Sans pouvoir être rangées dans les modifications par voisinage, les conditions nouvelles de *station* et de *progression*, chez les femmes arrivées près du terme de la grossesse, doivent trouver leur place à côté des changements purement physiques.

Le poids et le volume de l'utérus, à la fin de la gestation, en changeant notablement les conditions d'équilibre et en déplaçant le centre de gravité du corps, impriment à l'attitude debout et à la progression de la femme, dans les derniers temps, un caractère tout particulier constatable par la plus simple observation. La partie supérieure du tronc est rejetée en arrière pour équilibrer le poids de la région inférieure ; la femme, ou bien place instinctivement sur le fond de l'utérus ses deux mains, ou bien elle les appuie fréquemment sur la région lombaire comme pour lui donner un soutien ; la marche présente une allure toute spéciale qui rappelle un peu celle des enfants rachitiques. Tous ces caractères forment un ensemble dont la description ne donne qu'une idée fort incomplète, mais que l'œil du médecin s'habitue bientôt à reconnaître. Ces changements dans les conditions d'équilibre du corps sont une cause prédisposante aux chutes et on les observe, en effet, souvent chez les femmes enceintes. Enfin c'est seulement, bien entendu, dans les derniers temps de la grossesse que la station et la progression revêtent leurs caractères particuliers.

MODIFICATIONS ORGANIQUES ET FONCTIONNELLES PAR SYMPATHIES OU VITALES.

En n'ayant égard qu'à l'ordre de fréquence dans lequel se montrent les modifications organiques et fonctionnelles sympathiques de la grossesse, nous considérerons successivement celles de l'appareil digestif, des organes sécréteurs, des systèmes circulatoire et nerveux. Les fonctions modifiées sont donc : la *digestion* et la *nutrition*, les *sécrétions*, la *circulation* et l'*innervation*. Les quatre premières appartenant à la vie végétative et la dernière à la vie animale.

Ce que nous avons dit à propos des modifications par voisinage est tout aussi vrai pour celles qu'on attribue aux sympathies entre l'appareil de la reproduction et les autres parties de l'organisme de la femme : ces modifications se traduisent ordinairement sous la forme de troubles fonctionnés circonscrits, pendant la grossesse physiologique, dans des limites compatibles avec la santé de la femme, mais qui n'ont qu'un degré de plus à atteindre pour devenir de véritables maladies.

Quelques femmes enceintes n'éprouvent à peu près aucun de ces troubles, l'économie semble ne pas apercevoir la grossesse et les fonctions s'exécutent avec le calme et la régularité ordinaires; parmi les femmes qui vivent dans les grands centres de population, ces sujets-là forment une heureuse et rare exception à la règle générale. L'immense majorité des femmes est affectée de quelques légères perturbations fonctionnelles ne méritant pas le nom de maladies, et il est presque aussi rare, dans les villes, de voir des femmes exemptes de toute espèce d'indisposition pendant la grossesse que d'en observer les présentant toutes pendant sa durée. Les plus communs de ces troubles, sans contredit, sont ceux des fonctions digestives, et c'est cette raison qui nous a fait leur donner la première place.

Digestion et nutrition. Quelquefois dès les premières semaines après la fécondation, les fonctions digestives donnent des signes non équivoques de l'influence exercée sur elles par l'état nouveau de l'utérus. Les modifications de la digestion se divisent assez naturellement en trois classes : *excitation, diminution et troubles, perversion de la fonction.*

L'excitation des fonctions digestives par la grossesse est de ces trois classes la moins commune. On l'observe quelquefois néanmoins. L'appétit devient plus vif, les digestions plus faciles, la nutrition s'accroît manifestement, un embonpoint général survient peu à peu, la face est plus vermeille, les muqueuses plus rouges, et si le sujet est très-jeune et n'a pas atteint son développement complet, la jeune fille se fait femme. Mais, nous le répétons, ces cas sont de beaucoup les plus rares. *La diminution, les troubles et la perversion* des fonctions digestives sont les modifications les plus ordinaires. Les dégoûts pour les aliments et spécialement pour les viandes, l'anorexie, les nausées, les régurgitations acides sont les premiers symptômes ; bientôt surviennent des vomissements tantôt peu nombreux, tantôt journaliers, tantôt très-fréquents et pouvant même, par exception, atteindre à un degré de fréquence et de persistance qui en fait l'un des accidents les plus formidables de la grossesse, comme nous le dirons plus tard.

Les vomissements, sans être nécessairement liés à la grossesse, sont un des genres des troubles qu'on observe le plus communément, ils ont assez souvent dans leur marche et dans leur nature quelque chose de tout spécial. Les femmes enceintes en sont tourmentées principalement le matin en se levant; le mouvement, le changement d'attitude les favorisent; ils surviennent encore après le repas principal ou à la suite de l'ingestion de certaines substances alimentaires qui, hors l'état de grossesse, ne les déterminent point. Les femmes vomissent d'abord, si l'estomac est vide, un liquide aqueux, filant comme du blanc d'œuf cru, puis à la suite des efforts elles rejettent une plus ou moins grande quantité de bile ; si l'estomac a reçu des aliments, une certaine portion est vomie, très-raremet la totalité, sauf dans les cas pathologiques que nous avons signalés tout à l'heure. Même l'estomac plein, il leur arrive quelque fois de ne vomir que du liquide aqueux.

Ces vomissements sont parfois précédés ou suivis d'une sensation d'ardeur brûlante (*Pyrosis*) qui se propage de l'estomac jusqu'au pharynx où elle se fait plus particulièrement sentir.

Les dépravations singulières du goût sont un fait vulgaire connu dans le monde. Beaucoup de femmes enceintes ressentent une vive appétence pour les aliments fortement épicés, les mets salés, saurés, les végétaux acides, les fruits verts, le vinaigre, certaines boissons alcooliques ou des produits alimentaires qui ne sont point du pays qu'elles habitent, ou de la saison dans laquelle on se trouve.

Quelques-unes sont sollicitées par un désir violent d'ingérer des substances qui se broient sous les dents avec plus ou moins de facilité, telles que grains de café, de poivre, sucre, etc., et même des matières qui ne sont point alimentaires, charbon, pierre tendre, craie, badigeon des murs, etc. (*Pica*, *Malacia*).

Nous n'insisterons pas davantage sur ces perversions du goût chez les femmes grosses, elles sont trop communes et trop généralement connues.

Le canal intestinal tout entier ne tarde pas à se ressentir de l'arrivée de l'œuf dans la cavité utérine; souvent, de tous les organes, il donne un des premiers les signes de légères perturbations fonctionnelles auxquelles la femme grosse attribue rarement leur véritable interprétation.

Le ventre se ballonne un peu, principalement vers le soir. Chez beaucoup de sujets, dans les débuts de la grossesse, après le repas, la constriction exercée par les vêtements est supportée avec plus de difficulté que dans l'état ordinaire; il ne s'agit pourtant pas encore de l'expansion abdominale causée par le développement utérin, ce gonflement du ventre est passager et est dû à un météorisme dont l'explication nous échappe. Cet état ne se montre pas ordinairement au delà des premières semaines ou des premiers mois, et dans l'intervalle de ses apparitions l'abdomen paraît s'aplatir et se creuser vers les fosses iliaques, mais du troisième au quatrième mois l'accroissement de volume, dû alors à l'utérus, vient remplacer définitivement ce ballonnement du ventre.

Le retentissement de la gestation sur l'intestin ne se borne point à la production de ce météorisme. Que la *constipation* des femmes enceintes soit un phénomène mécanique ou sympathique, car les deux opinions sont soutenues, elle existe et est, comme nous l'avons dit, la règle dans la majorité des grossesses. Mais la *diarrhée* s'observe aussi et peut être plus communément qu'on ne paraît le croire. Il n'est pas question ici de la diarrhée alternant avec la constipation, cette dernière n'étant pour ainsi dire que la cause de l'autre : en effet, l'irritation qu'amènent à la longue les matières stercorales endurcies et retenues dans l'intestin finit par déterminer une hypersécrction du canal, l'S iliaque et le rectum se débarrassent par une sorte de débacle, la diarrhée persiste parfois un jour ou deux et fait, de nouveau, place à la constipation.

Il existe une diarrhée comme *sympàthique* de la grossesse et c'est de celle-là que nous entendons parler en disant qu'elle est peut-être moins rare qu'on ne le croit. En dehors de toute maladie intestinale appréciable et paraissant déterminée surtout par le fait de la grossesse, la diarrhée s'observe pendant certaines constitutions médicales qui n'influent pas sur les autres individus de la même manière ou au même degré, et ces diarrhées, bien loin d'être faciles à guérir, comme on le dit, sont au contraire assez rebelles et sujettes à de fréquentes récidives. L'hôpital et la pratique nous ont offert des exemples de ce trouble fonctionnel.

Sécrétions. La plupart des organes sécréteurs sont influencés par la grossesse ; aussi voit-on les reins, certaines glandes, et quelques-uns des éléments sécréteurs qui entrent dans la structure de la peau et des muqueuses se modifier soit dans les qualités, soit dans la quantité des liquides qu'ils sécrètent.

La sécrétion des reins est une de celles dont les modifications sont les plus ordinaires et les plus nombreuses. Parmi les produits modifiés ou nouveaux qui se rencontrent dans l'urine des femmes enceintes, il en est un (*kyesteïne*) auquel on a accordé une importance peu justifiée par l'utilité pratique, il en est un autre (*albumine*) dont la présence révèle ordinairement un état morbide.

Les changements observés dans les urines pendant la grossesse sont aujourd'hui au nombre de quatre.

On a constaté :

1° L'existence d'une matière à laquelle on a donné le nom de *kyesteïne.*

2° L'apparition de l'*albumine.*

3° La diminution des *sels calcaires.*

4° La présence du *sucre.*

Sont-ce là des modifications de l'urine qu'on ait le droit de ranger, comme nous le faisons, parmi les phénomènes sympathiques ou vitaux de la grossesse, ou conviendrait-il de les rattacher plutôt aux compressions supportées par le rein, en les considérant comme susceptibles d'amener dans l'organe des altérations de fonctions ou de structure? Nous nous garderons bien de trancher cette question. Si la diminution des sels calcaires trouve une explication acceptable en dehors de l'action des causes mécaniques, la science ne possède point encore pour la kyesteïne, l'albumine et le sucre, s'il existe, de théories plausibles et capables d'expliquer leur présence.

1° *Kyesteïne.* Étudiée par MM. Nauche, Eguisier, Tanchon, Donné, Cazeaux, Regnauld, Stark, Letheby, Golding-Bird, Kane, etc., la *kysteïne* se présente sous l'aspect d'une pellicule d'abord mince, crèmeuse, opaline, un peu jaunâtre, qui s'épaissit de plus en plus et dont la face externe est parsemée de petites granulations plus blanches et comme cristallines. Déposée à la surface de l'urine, on peut facilement se représenter cette substance en la comparant, comme on l'a fait, à la couche graisseuse qui se dépose sur du bouillon de viande par le refroidissement.

Les propriétés chimiques de la kyesteïne sont presque toutes négatives; suivant Eguisier, elle est neutre, insoluble dans l'eau, dans l'alcool, dans l'éther, dans l'ammoniaque; elle n'est soluble ni comme l'albumine dans les solutions alcalines, ni comme le mucus dans un mélange de savon et d'ammoniaque, ni dans l'éther et l'alcool bouillant, comme la graisse. Mais elle est précipitée par le deuto-chlorure de mercure, par la plupart des acides concentrés et les solutions astringentes.

Au microscope, d'après les recherches de M. Simon, elle offre la composition suivante : une matière amorphe formée par de petits points opaques; de nombreux vibrions agités de mouvements; des cristaux de phosphate ammoniaco-magnésien.

La kyesteïne a été regardée par quelques auteurs comme le résultat de l'absorption du liquide amniotique et de l'élimination de ses éléments par l'urine, d'autres y ont vu le mélange de l'urine et du lait; mais les recherches les plus récentes dues à M. Regnauld doivent faire considérer la kyesteïne comme formée par l'hypersecrétion d'une substance azotée, entrant normalement dans la composition de l'urine modifiée par l'oxygène de l'air.

« L'urine normale, dit M. Regnauld, contient en dissolution une certaine proportion de matière azotée, due, suivant toutes les probabilités, à une combustion incomplète des substances de nature albumineuse, qui, dans le sang, se transforment en acide urique ou en urée par une oxygénation plus avancée.

» Or, il est facile de se convaincre que, pendant la grossesse, il y a hypersécrétion par le rein d'une manière analogue, sinon identique. C'est à l'action de l'oxygène de l'air sur cette matière azotée en proportion anormale que me paraît due la manifestation des divers phénomènes qu'elle présente.

» Le premier trouble de la liqueur est dû à la séparation du carbonate de chaux formé par la réaction réciproque du carbonate d'ammoniaque, provenant de la décomposition de l'urée et du phosphate calcique préexistant dans l'urine. A mesure que la transformation ammoniacale fait des progrès, le liquide perd de plus en plus son acidité ; dès lors commencent à se montrer à sa surface des cristaux brillants de phosphate ammoniaco-magnésien, si faciles à reconnaître par l'examen microscopique.

» Mais il est un fait singulier, c'est qu'en même temps que ces réactions se passent, il se développe dans l'urine une quantité tellement innombrable d'animalcules microscopi- (vibrions) que la couche blanchâtre, examinée avec un grossissement convenable, paraît ne consister que dans la réunion de ces petits êtres associés aux cristaux de phosphate ammoniaco-magnésien.

» Pour montrer que c'est bien à l'influence de l'oxygène de l'air sur un des éléments de l'urine qu'est due la pellicule dont nous parlons, il suffit d'observer ce qui se passe dans deux quantités égales de la même urine, l'une exposée au contact de l'air, l'autre soustraite à son influence et conservée dans une atmosphère d'hydrogène, d'oxyde de carbone, etc. On voit que la première seule offre les propriétés de la kyesteïne, l'autre ne présentant rien de semblable. »

Le temps nécessaire à la formation de la kyesteïne est très-variable. Elle peut commencer à se montrer dès la trente-sixième heure après l'expulsion de l'urine et parfois seulement au huitième jour. M. Kane dit l'avoir observée soixante-huit fois sur quatre-vingt-cinq cas. Sur quinze cas examinés dans les six dernières semaines de la grossesse, M. Cazeaux ne l'a pas rencontrée une seule fois, mais il dit l'avoir constatée dans des recherches antérieures. Nous l'avons vue quatre fois, entre le cinquième et le sixième mois.

Enfin, l'époque d'apparition de cette substance ne varierait pas moins. C'est du troisième au sixième mois de la grossesse qu'elle se rencontre avec ses caractères les plus tranchés. Elle diminue à partir du septième, mais on l'a trouvée très-rarement avant la quatrième ou la cinquième semaine, quelquefois dans le deuxième mois et fréquemment avant la fin du troisième.

La kyesteïne ne se montre jamais chez les femmes saines et non enceintes, dit-on, mais on l'observe durant le cours de plusieurs maladies.

Albumine. On constate pendant la grossesse, dans un certain nombre de cas, par les procédés ordinaires (*la chaleur et l'acide azotique*) des quantités-très-diverses d'albumine. Ce phénomène devant être regardé comme pathologique, nous nous contenterons de l'indiquer ici.

Sels calcaires. Suivant M. Donné, la quantité des sels calcaires normalement contenus dans l'urine diminue très-notablement vers la fin de la gestation. Si l'on verse, dit-il, cinquante parties de l'urine d'une femme enceinte arrivée près de son terme et si l'on y ajoute trente parties d'hydrochlorate de chaux et qu'on laisse le liquide reposer douze heures environ, on obtiendra un précipité représenté par trente parties ou même par un chiffre moindre. Si l'urine était acide, on la rendrait préalablement alcaline par l'addition de quelques gouttes d'ammoniaque.

Quand on opère avec l'eau de baryte, le précipité est, chez la femme même enceinte, de huit à cinq parties.

Or, l'urine des femmes, en dehors de l'état de grossesse, donne dans les mêmes expériences de cinquante à quarante parties de précipité traitée par l'hydrochlorate de chaux et de douze à quinze parties par l'eau de baryte. La différence serait donc assez considérable pour être reconnue au plus simple examen.

On s'est demandé si cette diminution des sels calcaires pendant la grossesse ne trouverait pas son explication dans leur consommation plus active faite par la femme pour subvenir à la quantité des éléments absorbés par l'ossification fœtale. Le fait est possible assurément et l'interprétation est raisonnable, mais les preuves manquent à sa démonstration matérielle.

Sucre. En 1856, M. le docteur H. Blot a lu à l'Académie des sciences un travail dont voici les conclusions :

1° Il existe une glycosurie physiologique chez toutes les femmes en couches, chez toutes les nourices et *chez presque toutes les femmes enceintes*.

2° Ce fait intéressant est démontré :

Par la réduction de la liqueur cupro-potassique ;

Par la coloration brune des solutions alcalines caustiques de potasse et de chaux ;

Par la fermentation, qui donne d'une part de l'alcool, de l'autre de l'acide carbonique;

Enfin, par la déviation à droite du plan de polarisation.

3° Cette espèce de fonction nouvelle est en rapport évident avec la sécrétion lactée : elle diminue considérablement d'activité, cesse même le plus souvent dès que survient un état morbide ; elle reparaît avec le retour de la santé et le rétablissement de la lactation.

4° La glycosurie physiologique indiquée plus haut existe non-seulement chez la femme, mais aussi chez la vache.

En 1857, M. le docteur Leconte, dans un premier mémoire (1), *a nié d'une manière absolue* la présence du sucre dans l'urine des femmes en lactation.

En résumé, dit-il, il résulte de mes recherches :

1° Qu'il n'existait point de sucre dans les urines des femmes en lactation que j'ai examinées ; les nombreuses analyses que j'ai faites appuient toutes cette conclusion.

2° Qu'il m'a été impossible d'obtenir une fermentation alcoolique régulière avec les urines que j'ai examinées et de la levûre de bonne qualité.

3° Que toutes les urines peuvent réduire les liquides bleus un peu anciens : les causes de cette réduction peuvent être multiples ; l'acide urique m'a paru être la plus énergique, puisque ce corps réduit les liquides bleus récemment préparés.

4° Que les urines de femme en lactation m'ont présenté moins d'urée et plus d'acide urique que les urines normales, ce qui facilite la réduction du liquide bleu.

5° La quantité d'eau et de matières solides dans les

(1) *Archives générales de médecine* (août 1837).

urines de femme en lactation est à peu près la même que dans l'urine normale.

En 1858, M. le professeur E. Bruecke, dans une note traduite en 1859 (1), *appuie l'opinion de M. H. Blot*.

« M. Leconte, dit-il, s'est élevé contre les conclusions de M. Blot en déclarant qu'il n'avait jamais réussi à déterminer la fermentation alcoolique, et en faisant observer que la réduction du cuivre devait être attribuée non pas au sucre, mais à différents autres principes, et surtout à l'acide urique, que l'urine des nourrices renfermerait en proportion très-notable. Et, en effet, un peu plus tard M. Berlin annonça que la liqueur de Fehling, sous l'influence de l'ébullition avec un peu d'acide urique, donne naissance à un précipité d'abord jaune et ensuite rouge brun. Néanmoins, la question ne se trouve nullement résolue par M. Leconte. L'assertion relative à ses tentatives infructueuses de déterminer la fermentatton alcoolique mérite certainement d'être prise en considération ; mais, même en admettant cette assertion comme un fait démontré, on ne serait pas encore autorisé d'en conclure à l'absence complète du sucre; cela prouverait seulement l'absence de proportions relativement considérables de sucre. Les autres arguments invoqués par M. Leconte à l'appui de son opinion et contre celle de M. Blot ne sauraient, à mon avis, nullement être considérés comme décisifs.

» Si on ne peut pas nier la réaction de l'acide urique sur la liqueur de Fehling, il est également établi qu'il ne réduit pas le sous-azotate de bismuth et qu'il ne brunit pas par la potasse, tandis que M. Blot a signalé formellement

(1) *Journal de la physiologie de l'homme et des animaux*, par le r Brown . *Sequard*. (avril 1859).

que ce dernier phénomène s'observe avec l'urine des *femmes enceintes* et des nourrices. »

M. Leconte, à la suite de ces dénégations, reproduisit son opinion appuyée sur de nouvelles recherches (1).

Mes résultats, dit-il, ont été confirmés en Allemagne et en Hollande; en France M. Behier a aussi vérifié l'exactitude des faits que j'avais annoncés, en me fondant sur de nombreuses analyses auxquelles je m'étais appliqué à donner la précision la plus grande.

Cependant M. Becquerel a publié dans les comptes rendus de la Société médicale des hôpitaux, que je m'étais trompé en niant la présence du sucre dans l'urine des femmes en lactation. Mes nouvelles recherches démontrent encore une fois qu'il n'existe pas de sucre dans l'urine de ces femmes, et je publierai bientôt des expériences, maintenant en voie d'exécution, qui, je l'espère, ne permettront plus le moindre doute, même à mes contradicteurs.

M. Leconte s'est, en effet, proposé de bien préciser la valeur des moyens que l'on emploie actuellement pour déceler l'existence du sucre dans l'urine afin d'éviter les incertitudes que peut faire naître l'importance trop absolue que l'on accorde à certains réactifs (2).

Dans mes précédentes publications sur l'absence du sucre dans l'urine des femmes en lactation, dit-il, j'ai déjà signalé rapidement les précautions dont il fallait s'entourer dans la recherche du sucre pour éviter toute erreur.

Aujourd'hui je m'étendrai plus longuement sur le même

(1) *Recueils des travaux de la Société d'Émulation pour les sciences pharmaceutiques* (tome II).

(2) *Journal de la physiologie de l'homme et des animaux* (octobre 1859).

sujet afin de démontrer comment M. Bruecke a pu être conduit, en se servant de caractères insuffisants et trop vagues à admettre que même l'urine normale de l'homme contient toujours de petites quantités de sucre.

Toutes mes recherches m'ont prouvé de nouveau que si quelques personnes ont admis dans l'urine des femmes en lactation et même dans l'urine normale de l'homme la présence d'une quantité notable de sucre, c'est qu'elles ont donné à des caractères insuffisants une valeur scientifique qu'ils ne possèdent pas.

Tel est l'état de la discussion relative à la présence du *sucre dans l'urine des femmes enceintes* et en lactation. En présence des affirmations contradictoires de la part d'hommes aussi compétents, de nouvelles analyses nombreuses et décisives pourront seules trancher définitivement la question.

Glandes, peau, muqueuses. On a déjà vu la part prise par la mamelle au mouvement général de l'organisme pendant le développement de l'œuf, les liens sympathiques non douteux de cet organe avec l'appareil reproducteur faisaient prévoir cette participation. Les sécrétions de glandes très-éloignées de la matrice et qui n'ont avec elle aucune liaison apparente peuvent être également influencées par la grossesse. Les *glandes salivaires* sont de ce nombre. Quelques très-rares sujets sont pris, les uns d'une salivation légère et les autres d'un *ptyalisme* abondant et qui devient un véritable état pathologique.

La *peau* comme la mamelle est modifiée dans sa production pigmentaire. Des régions particulières deviennent le siége d'un dépôt de matière colorante qui varie de quantité et de nuance suivant les individus. Chez beaucoup de femmes, la peau de certaines parties de la face, du front du pourtour de la bouche, du col, se couvrent de plaques, d'un jaune sale plus ou moins accusé, qui ressemblent à de grandes taches de rousseur et qui ont reçu le nom de *masque des femmes enceintes*, elles ne sont point également étendues chez toutes les femmes, quelques-unes en sont exemptes, d'autres en sont à peine atteintes, la face peut en être presque couverte. Ces taches disparaissent peu à peu, le plus souvent, mais non toujours d'une manière complète après l'accouchement.

La grande majorité des femmes grosses présentent aussi sur l'abdomen une coloration pigmentaire d'un jaune semblable au masque ou ordinairement d'une couleur plus foncée et bistrée comme l'aréole ; elle s'étend sous la forme d'une ligne large de deux à trois millimètres du mont de Vénus à l'ombilic et se continue quelquefois, en s'affaiblissant, jusqu'à l'appendice xiphoïde ; cette raie, généralement droite et tracée comme avec un pinceau, est par exception, beaucoup plus large et plus irrégulière ; dans des cas rares, elle s'étale en plaques mal limitées et couvre alors une partie de la région sous-ombilicale.

Enfin le périné et les grandes lèvres brunissent, la muqueuse vaginale subit des changements de coloration analogues et une hypersécrétion signalés précédemment.

On peut encore rapprocher des modifications de sécrétions la naissance de ces productions sigulières, désignées sous le nom d'*ostéophytes crâniens*, et qui ont été décrites par M. Duclay. On les rencontre chez les femmes enceintes entre les os du crâne et la dure-mère. Elles débutent en présentant la structure du cartilage et s'ossifient à mesure que la grossesse avance. Ces productions nouvelles s'étendent en une lame régulière d'une dimension très-variable, tantôt elles ne recouvrent que de petites surfaces de la voûte du crâne particulièrement en avant, tantôt elles occupent presque la totalité de la calotte crânienne dont elles augmentent l'épaisseur. M. Duclay dit les avoir vues très-rarement sur la base du crâne et les avoir déjà constatées sur une femme morte à cnq mois de grossesse. Leur épaisseur ne dépasse pas quelques millimètres.

Les autres os du squelette n'en offrent point de traces et ces ostéophytes n'existent pas hors l'état de gestation. Cette sorte d'hypertrophie osseuse ne paraît se manifester par aucun symptôme appréciable pendant la vie.

Circulation. Les troubles de la circulation dont la cause est purement mécanique ont été indiqués précédemment. Il en survient d'une toute autre nature pendant la grossesse, les uns portent leur action sur la composition ou si l'on veut sur la *qualité* du sang, les autres sur la quantité et le cours du liquide à travers le système vasculaire.

Une révolution complète a été opérée depuis vingt ans dans les idées médicales relatives à la composition du sang chez les femmes en gestation, mais s'il n'est pas possible de méconnaître toute la valeur des recherches hématologiques modernes, il est permis de n'accepter qu'avec une certaine réserve l'interprétation donnée aux modifications que ces brillants travaux ont révélées.

La majorité des médecins, avant les analyses de MM. Andral et Gavarret, acceptait comme un fait indiscutable la richesse et de quantité et de qualité du sang des femmes enceintes, richesse liée presque forcément à l'état de gestation. On appuyait l'existence de cette *pléthore* des femmes grosses d'un argument fort logique en apparence. La femme, disait-on, est habituée à perdre mensuellement une quantité de sang plus ou moins considérable, la grossesse supprime cette perte, ce sang est acquis chaque mois à la masse générale, toutes les femmes enceintes sont donc pléthoriques.

Mais quand MM. Andral et Gavarret eurent démontré, les premiers, que bien loin de se perfectionner en *qualité,* le sang des femmes en gestation s'appauvrissait dans son élément principal, les *globules,* quand il fut prouvé que la quantité relative d'eau qu'il contient augmentait au contraire, et que certains autres éléments se modifiaient aussi ; quand MM. Becquerel et Rodier eurent appuyé par leurs expérimentations cette découverte importante ; quand M. Régnauld eut publié de son côté de nombreuses et nouvelles analyses concluant dans le même sens, la *pléthore* des femmes enceintes parut alors beaucoup moins évidente et l'on commença à soupçonner le sang des règles retenu dans la masse générale de ne pas compenser la déperdition nécessitée par le développement de l'œuf. M. Cazeaux se mit à la tête de ce mouvement et fit très-hardiment de la chlorose l'accompagnement presque fatal de la grossesse. M. Cazeaux rendit en cela, à la science et aux femmes, un service qu'il serait injuste de ne pas reconnaître ; mais, comme tous les novateurs, n'alla-t-il pas plus loin que le but, ses interprétations ne furent-t-elles point trop absolues ou fautives? C'est ce qu'il sera nécessaire d'examiner dans l'étude de la pathologie (1).

(1) Nous nous contenterons de faire remarquer dès à présent qu'en acceptant sans restrictions la théorie nouvelle, il faut déposséder la grossesse de la qualification d'*état physiologique*. Toute femme enceinte devient à peu près nécessairement une femme malade ; or, si cette proposition peut être vraie en partie dans les

Quoi qu'il en soit, la grossesse modifie le sang dans la quantité 1° des *globules*, 2° de la *fibrine*, 3° de l'*albumine*, 4° de *l'eau*, 5° du *fer* qu'il contient.

Globules. MM. Andral et Gavarret admettant le chiffre 127 pour représenter la moyenne de la quantité normale des globules du sang ont constaté que sur 34 saignées, 2 seulement dépassaient cette moyenne. Dans l'une, pratiquée à la fin du deuxième mois, ils trouvèrent 145 et chez l'autre 128. Dans les 32 autres saignées 6 oscillèrent entre 125 et 120 et 26 entre 120 et 95.

MM. Becquerel et Rodier ont analysé le sang chez neuf femmes enceintes seulement, et ce chiffre serait insufisant pour conclure, si les résultats ne concordaient avec les précédents. Pour ces observateurs, la moyenne des globules est de 125 chez la femme.

Les neuf femmes dont le sang a été analysé étaient âgées de 20 à 41 ans. 6 étaient bien portantes, 3 étaient légèrement malades. 1 était arrivée au quatrième mois de la grossesse, 4 au cinquième mois, 1 à cinq mois et demi, 1 à six et 2 à sept.

3 de ces femmes avaient du souffle carotidien, à savoir : les 2 qui étaient enceintes de 7 mois et 1 à cinq mois.

La moyenne des globules fut de 111,8 ; le maximum de 127,1 ; et le minimum de 87,7.

Enfin M. Regnauld a publié dans sa thèse l'analyse du sang de 25 femmes, 2 dans le deuxième mois, 3 dans le troisième, 1 dans le quatrième, 1 dans le cinquième, 1 dans

hôpitaux et dans les grandes villes, elle n'est plus acceptable, à coup sûr, pour la plupart des femmes qui, vivant loin de l'atmosphère des grands centres, sont à l'abri de toutes les causes excitantes ou débilitantes créées par une civilisation excessive.

le sixième, 6 dans le septième, 4 dans le huitième et 7 dans le neuvième. Leur âge a varié entre 18 et 39 ans.

Voici le chiffre des globules de ces 25 analyses :

Au 2e mois,	chez 1,	le chiffre des globules a été de	125,35
id.	—	id.	126,40
Au 3e mois,	—	id.	122,60
id.	—	id.	126,22
Au 3e mois 1/2,	—	id.	116,94
Au 4e mois,	—	id.	127,18
Au 5e mois,	—	id.	123,90
Au 6e mois 1/2,	—	id.	99,76
Au 7e mois,	—	id.	120,40
id.	—	id.	107,92
id.	—	id.	118,40
Au 7e mois 1/2,	—	id.	99,41
A la fin du 7e mois,	—	id.	112,50
id.	—	id.	100,77
Début du 8e mois,	—	id.	115,44
id.	—	id.	99,36
id.	—	id.	103,40
Au 8e mois 1/2,	—	id.	95,60
Au 9e mois,	—	id.	108,90
id.	—	id.	91,40
id.	—	id.	115,25
id.	—	id.	90 20
id.	—	id.	94,90
id.	—	id.	102,80
id.	—	id.	99,75

La moyenne générale du chiffre des globules est, d'après ces analyses, de 109,78.

La moyenne jusqu'au sixième mois est de 124,08 et en comprenant même le chiffre de 99,76 qui appartient au sixième mois et demi (chiffre évidemment exceptionnel puisque les 3 suivants sont plus considérables), la moyenne est encore de 121,04 et non pas de 117, comme on l'a dit par erreur.

On voit, pour cette période de la grossesse, que ce nombre est tout près de la quantité normale. Mais du septième mois à la fin du neuvième, la moyenne descend à 104,49 et non pas à 101,4. Enfin, on remarquera que chez 5 femmes seulement sur 25, le chiffre des globules est descendu au dessous de 100, et que chez 4 de ces 8 femmes il était au dessus de 99. Le chiffre le plus bas sur les 4 autres a été de 90,20.

Il résulte donc des recherches de M. Regnauld 1° que le chiffre des globules pendant la grossesse diminue à peine jusqu'au sixième mois.

2° Que son abaissement *moyen* est beaucoup plus marqué dans les trois derniers mois, sans descendre néanmoins au dessous de 100.

Fibrine. Sur les 34 saignées analysées par MM. Andral et Gavarret (la moyenne normale de la fibrine étant représentée par le chiffre 3), la moyenne pour les six premiers mois de la grossesse a été de 2,5, le maximum de 2,9 et le minimum de 1,9. Pour le dernier tiers de la grossesse, la moyenne est de 4, et près de l'accouchement de 4,3. Le maximum atteint 4,8.

MM. Becquerel et Rodier ont trouvé, par l'analyse des 9 saignées indiquées plus haut, 2,5 pour le chiffre le plus bas, 4 le plus haut et 3,5 en moyenne.

M. Regnauld, dans ses 25 analyses du sang des femmes enceintes, indique les proportions suivantes :

Au 2e mois,	chez 1,	le chiffre de la fibrine a été de	2,60
id.	—	id.	2,80
Au 3e mois,	—	id.	2,70
id.	—	id.	1,98
Au 3e mois 1/2,	—	id.	2,90
Au 4e mois,	—	id.	2,40
Au 5e mois,	—	id.	2,43
Au 6e mois 1/2,	—	id.	2,80
Au 7e mois,	—	id.	3,25
id.	—	id.	2,79
id.	—	id.	3,20
Au 7e mois 1/2,	—	id.	4,16
A la fin du 7e mois,	—	id.	3,30
id.	—	id.	2,78
Début du 8e mois,	—	id.	3,31
id.	—	id.	3,74
id.	—	id.	4,16
Au 8e mois 1/2,	—	id.	4,47
Au 9e mois,	—	id.	3,70
id.	—	id.	4,89
id.	—	id.	4,42
id.	—	id.	3,69
id.	—	id.	4,39
id.	—	id.	3,86
id.	—	id.	4,28

On voit que, pour la fibrine, le chiffre le plus faible pendant la grossesse est 1,98 et le plus élevé 4,89. La moyenne générale est de 3,40.

Mais si l'on prend à part les deux derniers mois, cette moyenne s'élève à 4,08. C'est donc vers la fin de la gestation que l'augmentation de la fibrine est plus considérable.

Albumine. La moyenne physiologique de l'albumine du sang étant 70,5, MM. Becquerel et Rodier l'ont trouvée chez les femmes enceintes de 62,4 au minimum, de 68,8 au maximum et de 66,1 en moyenne.

Dans ses 25 observations, M. Regnauld a constaté que :

Au 2e mois,	chez 1,	le chiffre de l'albumine a été de	70,50
id.	—	id.	70,18
Au 3e mois,	—	id.	67,30
id.	—	id.	70,25
Au 3e mois 1/2,	—	id.	68,09
Au 4e mois,	—	id.	69,35
Au 5e mois,	—	id.	69,40
Au 6e mois 1/2,	—	id.	68,85
Au 7e mois,	—	id.	69,20
id.	—	id.	68,30
id.	—	id.	68,66
Au 7e mois 1/2,	—	id.	69,18
A la fin du 7e mois,	—	id.	69,07
id.	—	id.	65,43
Début du 8e mois,	—	id.	66,18
id..	—	id.	64,92
id.	—	id.	67,22
Au 8e mois 1/2.	—	id.	66,80
Au 9e mois,	—	id.	68,25
id.	—	id.	65,47
id.	—	id.	66,38
id.	—	id.	64,45
id.	—	id.	65,80
id.	—	id.	68,92
id.	—	id.	66,27

La moyenne générale de l'albumine du sang pendant la grossesse est donc de 67,77. Elle est dans les sept premiers mois de 68,84 et dans les deux derniers de 66,42.

Eau. Le fait de l'augmentation de l'eau dans le sang des

femmes enceintes existe, mais il y a une différence beaucoup moins grande, à cet égard, entre les premiers et les derniers mois qu'on ne l'a indiquée dans les ouvrages récents.

La moyenne de l'eau contenue normalement dans le sang en dehors de la grossesse étant de 791,1, voici les chiffres de M. Regnauld :

Au 2e mois,	chez 1,	la proportion d'eau était de	789,80
id.	—	id.	791,32 (1)
Au 3e mois,	—	id.	797,20
id.	—	id.	792,60
Au 3e mois 1/2,	—	id.	800,70
Au 4e mois,	—	id.	790,57
Au 5e mois,	—	id.	795,52
Au 6e mois 1/2,	—	id.	818,09
Au 7e mois,	—	id.	799,25
id.	—	id.	811,24
id.	—	id.	799,54
Au 7e mois 1/2,	—	id.	818,82
A la fin du 7e mois.	—	id.	805,48
id.	—	id.	820,82
Début du 8e mois.	—	id.	805,62
id.	—	id.	820,78
id.	—	id.	815,74
Au 8e mois 1/2,	—	id.	822,16
Au 9e mois,	—	id.	809,30
id.	—	id.	827,49
id.	—	id.	804,71
id.	—	id.	831,26
id.	—	id.	823,36
id.	—	id.	814,46
id.	—	id.	819,90

(1) Ce chiffre est de 991 par une erreur d'impression dans le tableau de M. Cazeaux. Toutes les analyses de M. Regnauld indi-

La moyenne générale de l'eau contenue dans le sang pendant la grossesse est de 817. La moyenne des 14 premières saignées (et non pas des 13 comme l'a dit, par erreur, M. Cazeaux) qui comprennent les sept premiers mois, donnent pour moyenne 816,49 en acceptant les chiffres du tableau et 816,01 en rectifiant l'erreur.

Les 12 dernières saignées donnent en effet 817,96 en moyenne. Mais M. Cazeaux s'est trompé en faisant descendre la moyenne des 13 premières à 800,62. Elle est en réalité de 816,16.

Cette erreur est importante à relever parce que la *différence* entre le chiffre moyen des sept premiers mois et ceux des deux derniers n'est plus, comme on le croirait, de 17,34, mais seulement de 1,35, si l'on compare les 13 premières saignées avec les douze dernières, et de 1,80, si l'on compare les les 11 dernières avec les 14 premières. Cette *différence* est donc presque insignifiante. La moyenne des 11 dernières est 817,70.

Il reste acquis que l'augmentation de l'eau dans le sang des femmes enceintes est environ de 25,52 en moyenne générale.

Fer. MM. Becquerel et Rodier ont démontré que la quantité de fer diminue un peu pendant la grossesse. Le fer étant représenté physiologiquement par 0,541 sur 1000, ils ont trouvé ce chiffre descendu à 0,449.

En résumé : 1o le chiffre des *globules* est à peine diminué

quant la composition du sang sur 1,000 parties, il est facile de voir que le véritable chiffre est 791,32 ; mais cette erreur est insignifiante au point de vue des moyennes, elle n'influe pas sur le chiffre principal et ne modifie que la fraction.

dans les six premiers mois, il l'est plus manifestement dans les trois derniers.

2o La *fibrine* augmente faiblement dans les sept premiers mois et d'une quantité considérable dans les deux derniers.

3° L'*albumine* diminue peu relativement à sa proportion générale. C'est aussi dans les derniers mois que son abaissement est plus marqué.

4° L'*eau* augmente dans une proportion assez notable, mais la différence entre sa quantité dans les sept premiers mois et les derniers est beaucoup moins considérable qu'on ne l'a dit.

5° La quantité de *fer* diminue.

Enfin M. Regnauld ajoute que le sérum du sang, outre son abondance, est moins riche en parties solides que dans l'état normal.

Quand à l'aspect extérieur du sang, le caillot est moins fréquemment rétracté, couenneux et petit qu'on ne le croit. M. Jacquemier, sur près de deux cents saignées pratiquées pendant la grossesse n'a constaté la présence de la couenne qu'une fois sur six, et encore fait-il remarquer que ce sang appartient à des femmes présentant quelques symptômes d'affections fébriles. Ces résultats sont d'accord avec notre observation.

Du côté du cœur et de la circulation générale, la gestation fait incontestablement naître, chez quelques femmes, pendant les premiers mois, des symptômes qu'on attribue à la plénitude du système vasculaire. Les battements du cœur, chez elles, sont plus fréquents et plus forts, le pouls partage cette augmentation de force et de fréquence ; la face se colore ; il y a des bouffées de chaleur à la tête, des étourdissements, des tintements d'oreilles et ces phénomènes peuvent s'accroître au point de constituer un véritable état morbide qui rend nécessaire l'intervention de l'art; ordinairement ces troubles restent faibles et se dissipent d'eux-mêmes à une époque plus avancée.

Chez d'autres femmes, des symptômes chloro-anémiques évidents apparaissent après les premiers mois de la grossesse. La peau et les muqueuses se décolorent, les yeux se cernent, des palpitations, du souffle au cœur et aux carotides, des névralgies surviennent.

M. Jacquemier dit avoir constaté un bruit de souffle au cœur *une* fois sur *quatre* pendant la gestation, nous ne pouvons nous expliquer ce résultat. Sur plus de *mille* femmes, nos observations ne nous ont donné qu'un bruit de souffle au cœur sur *dix* à peine ; mais ces sujets se trouvaient indistinctement à toutes les époques de la grossesse, depuis deux à trois mois jusqu'à terme; peut-être M. Jacquemier a-t-il recueilli ses observations pendant les derniers mois.

Enfin beaucoup de femmes n'offrent pendant la grossesse ni symptômes de pléthore ni apparence de chlorose, et nous croyons nous tenir en dehors de toute exagération en concluant : qu'au point de vue des modifications dans la circulation générale et dans la composition du sang, la gestation produit parfois la pléthore, parfois la chloro-anémie et assez souvent rien d'appréciable.

L'appareil reproducteur modifié dans son système vasculaire par la grossesse, subit-il, par rapport à sa circulation, une influence de ces états généraux? Cela ne paraît pas douteux, puisqu'il se produit en lui ou dans la région qu'il occupe des bruits circulatoires nouveaux dont nous aurons à tracer l'histoire quand il sera question du diagnostic; mais il règne tant d'incertitude touchant la véritable cause de ces bruits, et les théories sur la circulation utérine se réduisent encore à des hypothèses si dépouvues de toute démonstration expérimentale, qu'il est plus sage d'attendre avant d'émettre une opinion définitive sur ce point de physiologie.

Innervation. La grossesse prédispose à deux ordres de troubles du système nerveux; les uns, en adoptant une division ancienne mais claire, doivent être rangés dans les *névralgies*, les autres dans les *névroses*, et l'on peut rattacher à ces dernières les modifications qui s'observent dans les facultés intellectuelles et le moral de la femme.

La grossesse prédispose-t-elle par elle-même aux nélvragies ou bien les troubles de la digestion et de la nutrition venant à réagir sur la composition du sang sont-ils la cause première de la prédisposition à ces maladies des nerfs ?

La dernière hypothèse qui fait dépendre les symptômes névralgiques de l'état d'anémie produit par la grossesse est en faveur aujourd'hui et l'observation des névralgies liées à l'état chlorotique, en dehors de la gestation, lui donnent une sorte d'appui, il faut en convenir; mais disons tout de suite, sans vouloir traiter cette question dont la place n'est pas ici, que la prédisposition à toute espèce d'affections nerveuses chez les femmes enceintes se montre principalement dans la première moitié de la grossesse, et l'on a vu par des chiffres ce qu'il fallait penser de l'anémie durant cette période ; d'ailleurs, nous ne supposons pas que personne ait jamais songé à faire dépendre de cette prétendue chlorose les changements survenus dans l'intellect et dans le moral des femmes, changements trop communs et trop évidents pour être contestés.

Pourquoi la grossesse ne disposerait-elle pas aux maladies des nerfs, mises à part celles dont la cause est mécanique, puisqu'elle amène quelquefois des perturbations fonctionnelles dans des parties très-éloignées de l'appareil reproducteur et qui paraissent lui être complétement étrangères, les glandes salivaires et la peau de la face entre autres. Où est l'explication de ces derniers phénomènes? Et si l'on observe, comme tous les médecins l'ont fait, des névralgies de la tête, par exemple, survenant dans les trois premiers mois sans causes extérieures appréciables, névralgies très-intenses, très-tenaces, ne se dissipant sous l'influence d'aucun traitement et disparaissant d'elles-mêmes à l'époque à laquelle cessent d'ordinaire les principaux troubles fonctionnels de la grossesse. Nous demandons s'il n'y a pas dans ces faits tons les éléments d'un doute légitime sur la source de la prédisposition aux affections nerveuses des femmes enceintes.

La grossesse prédispose aux névralgies, voilà ce que l'observation permet d'affirmer, elles sont assez rares et se montrent principalement à la face. Les névralgies du tronc et des membres inférieurs paraissent plutôt sous la dépendance de causes mécaniqnes.

La grossesse prédispose aussi à certaines névroses. Ce sont toujours des maladies et quelquefois de fort graves.

Sans atteindre ordinairement un degré suffisant pour être classées dans les états pathologiques, les modifications intellectuelles et celles du moral n'en sont pas moins évidentes chez beaucoup de femmes. Comme toutes les autres, ces perturbations franchissent, par exception, le cercle habituel dans lequel elles sont renfermées et s'élèvent jusqu'à l'état morbide.

Les idées, dans les cas communs, prennent une certaine fixité, tantôt une passion modérée ou nulle acquiert peu à peu une grande violence. Beaucoup de femmes sont tourmentées par la jalousie; les unes, dès qu'elles ont la certitude de leur grossesse, rapportent toutes leurs pensées à l'enfant qui va naître ; d'autres sont assaillies de terreurs en songeant à l'issue de l'accouchement, elles deviennent tristes et croient leur mort prochaine. Il en est qui sont tourmentées de la crainte de donner naissance à quelque fœtus monstrueux. Le désir de s'approprier des objets qui leur font envie, une antipathie excessive pour des personnes indifférentes jusque-là, une volonté inflexible, un caractère tracassier, susceptible, exigeant, quand il ne leur est pas habituel, des accès de colère, un courage développé jusqu'à l'héroïsme, une timidité craintive jusqu'à l'extrême pusillanimité, une exagération d'impressionnabilité, etc., toutes ces perturbations de l'intellect et du moral peuvent se manifester sans doute, sous l'influence de la grossesse ; quelques degrés de plus, et cela touche à la folie. Mais combien de femmes traversent paisiblement le cours de la gestation exemptes de toute espèce de trouble cérébral !

Enfin, la *calorification* et l'*absorption* présentent peut-être chez les femmes enceintes certaines modifications, mais nous ne savons rien de précis à cet égard. Nous ferons seulement remarquer combien est peu fondée l'idée banale qui fait accorder aux femmes grosses une immunité complète au milieu des foyers épidémiques et contagieux.

La gestation peut devenir la cause de nombreux états pathologiques, elle aggrave le plus grand nombre de ceux qui surviennent pendant sa durée, mais elle ne préserve d'aucune maladie.

Ici se termine la première série des phénomènes de la grossesse, c'est-à-dire de tous ceux qui se produisent du côté de la femme.

L'œuf humain et les diverses phases de son développement vont former la seconde série.

Nous serons préparés alors à aborder l'étude des applications nombreuses de toutes ces connaissances à la science du diagnostic.

BIBLIOTHÈQUE IMPÉRIALE IMPR.

TABLE DES MATIÈRES

DE LA DEUXIÈME LIVRAISON

DU TOME PREMIER

PHYSIOLOGIE

Nubilité. — Puberté

FONCTIONS DES ORGANES DE LA GÉNÉRATION CONSIDÉRÉES CHEZ LA FEMME.

BIBLIOTHÈQUE IMPÉRIALE IMPR.

www.ingramcontent.com/pod-product-compliance
Ingram Content Group UK Ltd.
Pitfield, Milton Keynes, MK11 3LW, UK
UKHW020315230726
13925UKWH00002B/423

9 782014 046915